《黄帝内经》养神理论与防治抑郁应用探究

张延丞 ◎ 编著

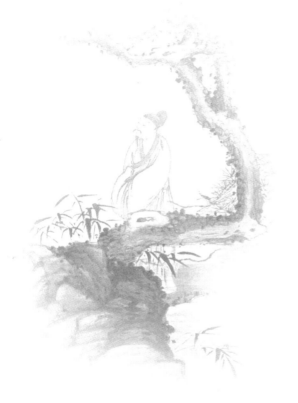

全国百佳图书出版单位
中国中医药出版社
·北京·

图书在版编目（CIP）数据

《黄帝内经》养神理论与防治抑郁应用探究 / 张延丞
编著 . -- 北京：中国中医药出版社 , 2024.7
　ISBN 978-7-5132-8686-2

　Ⅰ.①黄… Ⅱ.①张… Ⅲ.①《内经》—研究 Ⅳ.
①R221

　中国国家版本馆 CIP 数据核字 (2024) 第 056270 号

中国中医药出版社出版

北京经济技术开发区科创十三街 31 号院二区 8 号楼
邮政编码　100176
传真　010-64405721
鑫艺佳利（天津）印刷有限公司印刷
各地新华书店经销

开本 880×1230　1/32　印张 7　字数 148 千字
2024 年 7 月第 1 版　2024 年 7 月第 1 次印刷
书号　ISBN 978-7-5132-8686-2

定价　55.00 元
网址　www.cptcm.com

服 务 热 线　010-64405510
购 书 热 线　010-89535836
维 权 打 假　010-64405753

微信服务号　zgzyycbs
微商城网址　https://kdt.im/LIdUGr
官 方 微 博　http://e.weibo.com/cptcm
天猫旗舰店网址　https://zgzyycbs.tmall.com

如有印装质量问题请与本社出版部联系（010-64405510）
版权专有　侵权必究

依传统之道，解当代之症　◎ 楼 序

　　当今时代，科技发达，日新月异。越来越多的人生活在充满竞争与压力的环境之中，逐渐得了抑郁之症。

　　在中国传统文化中，所有文化都可以被分成"道"与"艺"两部分，用当世之词便是"形而上学"与"形而下学"的关系。《黄帝内经》中的"神"，便可谓"道"。虽无可视之，然不可离之。多年来，延丞专注于中医养生之道，潜心挖掘《黄帝内经》中神与抑郁症之间的关系，立志从传统中医文化中找到医治当今抑郁之症的良方。苍天不负有心人，延丞最终把眼光专注于神对抑郁症治疗的效果上，找到了一条医世之路。

　　在本书中，我主要看到两种医治抑郁的方法。

　　第一种是预防。未病先防是中医学重要的理念之一。以我之见，抑郁之症在中医学中，当属神不当位所引发的一种情志病。而预防情志病重要的还是要养神。延丞在这本书中将《黄帝内经》中养神的方法一一列举，比如调整饮食、规律作息、静坐导引，都是便于融入生活的调神、养神方法，简单易行，可操作性强。病来如山倒，病去如抽丝。现在太多人在没生病的时候都不懂得爱惜身体，觉得自己很强大。直到真得病了，才开始寻找治疗方法，恨自己当初没有珍惜身体。那倒不如提前

预防。

　　第二种是治疗。器质性疾病只要找到病灶所属脏器便可，而神志病则需要找到出问题的神。延丞在书中综合概括了《说文解字》《孟子》《荀子》等古籍中对神的定义，将神进行分类，并据此推论出神在人体内主要体现为情志和精神活动。因此，人若患抑郁症，则应从神着手治疗，采用针灸放血、清净饮食、合理配药等方法调养神，以促进机体神志的正常运行，帮助神志病患者恢复健康。

　　从整体来看，不论是从预防的角度还是治疗的角度，此书对于抑郁症防治具有极大的启发、指导性意义。其一，它可以帮助抑郁症患者及时进行治疗，或为抑郁症患者的家属提供指导；其二，可以帮助处于抑郁症边缘的亚健康人群参照书中的方法调整自己的饮食、作息，促使其神恢复正常状态，达到精神内守之境；其三，此书还可以帮助尚未患抑郁症的人恰当地调神养生，在这个充满压力与竞争的社会中，找到最适合自己的生活方式。

　　我认为延丞这本书能够从更深的层面引发人们对抑郁症与养神理论的思考，以无量善巧方便慧门帮助大家，在历史的洪流中更好地定位自己的存在，以及明白自身存在的意义。为善至乐。

愿此书能够给更多人带来宝贵的心灵之浴。

北京大学哲学系教授　楼宇烈

2023 年 5 月

张序 ◎ 治郁先疗神，从《黄帝内经》中寻找化解抑郁之道

近些年来，年轻一代身上的担子越来越重，压力越来越大，大部分人的压力没有得到很好疏解。慢慢地，这些看不见的压力和各种负面情绪就在自己的身上郁结，形成抑郁症。但其实，如果从中医学的角度来说，抑郁症属于七情引发的疾病，在我国传承几千年的《黄帝内经》中，早已记载了治疗它和其他情志病的妙法。

《黄帝内经》有丰富的养神理论和方法，对于解决抑郁症等各种情志心理疾病具有重要意义和现实价值。然而，以往对于《黄帝内经》之神与养神的研究多倾向于中医养生治未病及理论梳理方面，对如何应用于治疗情志心理疾病有所忽略。

延丞作为我的博士生，对这一问题表现出浓厚兴趣。他天资聪颖，勤奋好学，善于思考，在三年的博士学习期间多次和我讨论他的论文大纲、论文观点。他见解独到，悟性很高，读博期间发表了多篇相关论文。

这本书即是在他的博士论文基础上充实完善而成的。书中着重对《黄帝内经》养神理论方法及其对抑郁症的治疗进行了探讨。我个人认为有三大亮点：

首先是对《黄帝内经》养神理论的内涵进行了系统梳理。他

提出神的内涵分类包括自然运动规律变化、生命力主宰、生命力外延、情感活动及其他，认为人体之神的状态是影响身体健康的深层决定因素，不同的情志刺激都可导致脏腑活动失常而引发疾病，只有五脏功能运作正常，化生气血津液充足，形神得以充养，才能保持健康。这些观点，对于探讨神的含义和养神的具体方法，考察和论述神和养神的特征，都有着非常积极的意义。

其次是整理归纳了《黄帝内经》养神的方法形式，包括药物、针灸、情志调理、顺时调神、饮食、睡眠、祝由、导引静坐等。同时强调恬惔虚无，精神内守，顺应自然，不妄作劳。日常生活中应做到守神内敛，不使其外耗为准，如此方能起到全神防病的效果等。这些观点为深入地考察《黄帝内经》养神理念，提供了基础研究材料。

最后是对《黄帝内经》养神方法的实践应用做了调查研究，尤其是将《黄帝内经》养神应用部分设定为以抑郁症患者为例的养神生活方式治疗，制订了以饮食、睡眠、运动和情志来调整他们生活方式的方案，以此来观察是否与其康复有关联。最终研究结果显示，抑郁症的患病与《黄帝内经》论及的五神脏有直接关系，任何一脏所藏之神受损均会引发抑郁症状出现，其康复治疗也可通过生活方式的调整取得效果。这项研究为当代情志心理类疾病的治疗提供更具契合性的理论、原则和方法，为构建完整的中医临床体系注入了活力。

总体来讲，延丞以《黄帝内经》养神为指导，为情志、心理疾病的治疗提供了切实可行的理论依据和临床探索材料，为今后进一步研究打下了基础。

正所谓"学向勤中得，萤窗万卷书"，延丞通过不懈的努力，硕果盈枝，作为他的导师，我倍感欣慰！愿延丞以本书为始，成就美好梦想与人生。也愿本书能让更多情志病患者得到切实的帮助。

心安，即是净土。

北京中医药大学国学院教授　张其成

2023 年 6 月

◎ 前言

一、研究缘起

《黄帝内经》作为中医学的基础理论来源，既是关于生命的百科全书，又是养生学的宝典。这其中蕴含着丰富的养神理论，而养神又是养生最重要的组成部分。《黄帝内经》的养神理念对神和养神进行了不同角度的阐释。以往对《黄帝内经》养神方面的探讨主要集中在历史溯源和形神关系上，鲜有在养神理论如何治疗具体病症方面的应用有所发挥，尤其是临床研究仍停留在探索将某一种养神方法推广阶段之中，其内容所涉多是总体上的论述，依然束缚在养神方法在养生体系中的认识，并未有明显创新性应用成果。

有鉴于此，本书关注的是养神的理论意义及如何与实际应用相关联，将繁多的养神方法按照睡眠、饮食、情志和动静结合归纳提炼出来，并以抑郁症为例来进行应用试验研究，以考察《黄帝内经》养神理论和应用的实际效果。张其成教授在《张其成全解黄帝内经》一书中明确提出："《黄帝内经》的理论精华与中华传统文化的价值观完全相通，其在天人相参、阴阳五行、身国同构、辨证施治及治未病原则指导下的应用最贴近百姓生活。"

随着社会竞争日益激烈，情志、心理类疾病层出不穷，如何调养精神、预防疾病成为摆在我们面前的重大课题，而行为方式、生活习惯对人们健康影响的比重逐渐加大。把握和研究《黄帝内经》主导下的生活方式可以服务于现代疾病防治，尤其是情志、心理疾病的康复。抑郁症作为心理疾病已成为交叉学科研究中一个颇具热点的问题，其患者占据了全球总人口的百分之五，这是一个庞大的数字和隐患。以抑郁症为例的研究无疑为《黄帝内经》关于养神理论的应用提供了一个崭新的突破口。目前对于神和养神的研究主要集中在对《黄帝内经》原文和后世医家阐述方面，而如何从养神应用的角度看待其内涵的认识鲜有发挥，故对其理论和应用的研究具有现实指导意义。

二、研究材料

对于研究材料的选取，本书以 2011 年由黑龙江科学技术出版社出版的《黄帝内经》（张志聪集注）为底本，其内容涵括

《黄帝内经素问集注》九卷及《黄帝内经灵枢集注》九卷的原文和注释，并辅以1963年人民卫生出版社整理的王冰注、林亿等校正的《素问》和1982年人民卫生出版社史崧校正的《灵枢》作为参照。对于原文的注释理解以《张其成全解黄帝内经》为主作为参照。中医古籍文献对养神理论和方法的研究主要集中在《黄帝内经》相关理论原文，即《素问》和《灵枢》的原文理论。注解文献还包括王冰《黄帝内经素问》、杨上善《黄帝内经太素》、张介宾《类经》、扁鹊《难经》、滑寿《读素问钞》，以及汪昂《素问灵枢类纂约注》等，都对《黄帝内经》中关于神和养神的内容，包括规律、特点、致病机制及调理的具体方法等各个方面进行了归纳总结。古代哲学方面的研究文献主要集中在先秦两汉时期，论及人的精神与情志问题最多的是儒家和道家学派，以孟子、荀子、老子、庄子为代表。古籍内容以对养神思想的阐释和方法的探讨为主，有《道德经》《庄子》《论语》《淮南子》《管子》等。梳理历代医家对于养神理念与情志疾病的认识，医家有隋唐时期巢元方、王焘，宋代陈无择，金元时期的张子和、朱丹溪，明代的虞抟、张景岳、赵献可，以及清代的叶桂、费伯雄等医家；代表著作有《外台秘要》《三因极一病证方论》《素问玄机原病式》《儒门事亲》《医学正传》《临证指南医案》《丹溪心法》《景岳全书》《养生论》《医贯》《赤水玄珠》等。综上所述，目前尚无对《黄帝内经》养神文献整理归纳后，进而从多学科交叉角度来探讨如何应用的研究。故本研究以守正创新为原则，继承与发展相结合，对《黄帝内经》养神理论和应用进行深度挖掘并以抑郁症为例进行应用研究，对其进行解读，并探讨其临床意义。

三、研究预期

《黄帝内经》养神理论的研究特征可概括为两个方面：一是对身体生理、病理、治疗的研究，二是养神的应用研究涉及中医学、西方心理学的交叉内容。对于相关概念的界定，本书的重点概念为神、养神、情志疾病。首先前两者的内涵在第一、第二章中会有详细论述。至于情志疾病方面，其关键点是情志疾病与当代心理疾病的关系。所谓情志病，是从中医学的角度出发来看的，其病机是由情志异常引发，症状表现为躯体和精神的异常。现代提及的心理疾病概念与古代中医情志疾病实则差别不大，在症状表现方面均有形体生理上的不适及精神意识方面的非正常现象，而仅存的差异体现在病因方面，现代的心理疾病的病因缘由更为复杂，但大体上不外乎情志过激刺激、社会文化原因、药物过敏反应等。故本书将中医的情志疾病与现代心理疾病划分为一类，所探求的即是通过研究两者的共性并诉诸实践，以寻觅治疗的途径。

　　本书的论述分为五章，可归纳为两个部分。第一部分是阐明《黄帝内经》养神理论的内涵，涉及一些关键性概念，包含了三章，对神的概念分类、养神的含义、养神的方法特征还有传统文化中的养神思想一一说明，并从健康生活方式的角度对《黄帝内经》养神内容予以对比分析，从而得出《黄帝内经》养神的具体方法为一种生活方式的结论。第二部分的核心问题是《黄帝内经》养神的应用，以抑郁症为例，对《黄帝内经》养神理念与抑郁症的关联进行阐述，着重探讨了两者的关系，为下一步的应用设计提供理论基础和铺垫。《黄帝内经》养神的应用部分为调查研究和试验研究，调查部分应用了文化学方法，随后采用了统计学方法对相关数据进行了测量和分析。

本书从《黄帝内经》神的概念及如何养神入手，整理以《黄帝内经》为主的医书中有关神和养神的论述，并探讨养神与以抑郁症为例的情志疾病治疗应用关系，以设计出一个合理的对照试验，为以抑郁症为例的情志疾病的康复治疗作出贡献。《黄帝内经》养神理念与中医基础理论、中医康复学、中医养生学及现代的预防医学、心理学都有着紧密联系。其研究成果可为中医学和心理学等学科提供新素材和新方法，有利于促进临床医学的发展，使人们从多维度视角了解身体的结构与功能，从而形成一以贯之的养护观念。《黄帝内经》养神理论的突出价值不仅是现有研究成果的补充，还可望为推进情志、心理类疾病中国化应用研究的发展助力。本书的研究路线见图 1。

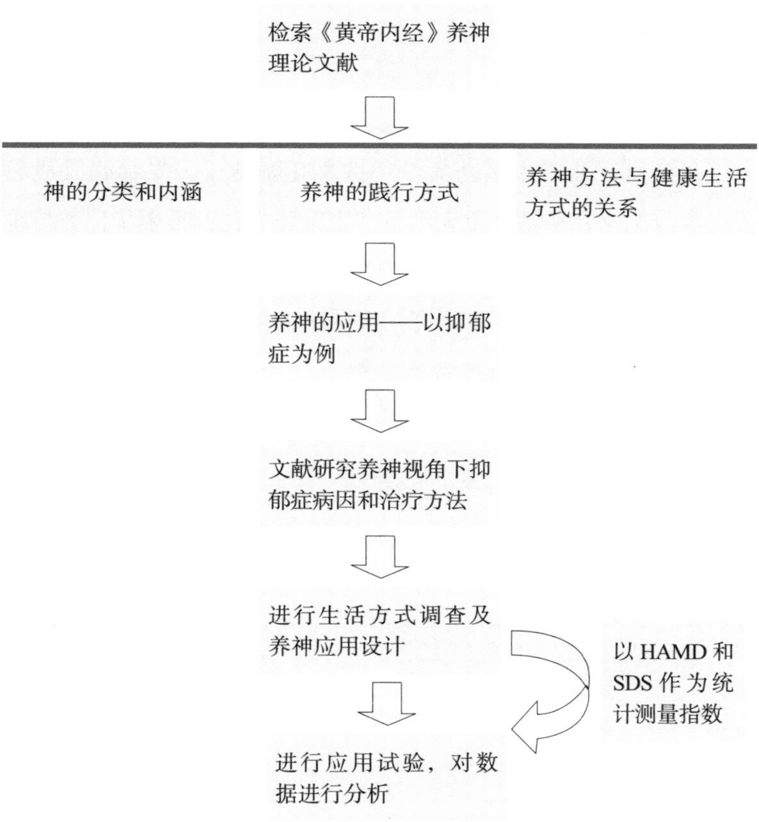

检索《黄帝内经》养神
理论文献

| 神的分类和内涵 | 养神的践行方式 | 养神方法与健康生活方式的关系 |

养神的应用——以抑郁
症为例

文献研究养神视角下抑
郁症病因和治疗方法

进行生活方式调查及
养神应用设计

以 HAMD 和
SDS 作为统
计测量指数

进行应用试验，对数
据进行分析

图 1　《黄帝内经》养神理论与应用研究路线

张延丞

2023 年 6 月

13

作 者 简 介

　　张延丞，北京中医药大学中医文化学博士，导师张其成教授。参与国家社科基金重大项目"中医药文化助推中华优秀传统文化复兴研究"，北京市中医管理局项目"北京'名医故居与医馆'中医药文化资源调查研究"等课题 2 项，公开发表学术论文10 篇，参编、参校著作 1 部。

目　录

第一章《黄帝内经》养神理论阐释

1

第二章《黄帝内经》养神理论的践行方式

第三章 《黄帝内经》养神理论的当代意义

第四章 《黄帝内经》养神应用初探——以抑郁症治疗为例

第五章 《黄帝内经》养神理论应用价值思考与市场前瞻

附录

参考文献

跋

第一章

《黄帝内经》养神理论阐释

| 第一节 | 《黄帝内经》养神理论与应用研究进展

一

神的内涵研究

神的概念在中医学基础理论中的分量举足轻重，从古至今持续指导着中医学的临床实践。首先要明确的问题是神的概念。神之概念最详细的内容可追溯于《黄帝内经》。笔者查阅了近十年以《黄帝内经》为主的相关研究评述与中医学养神相关的文献，通过互联网对《黄帝内经》中神与养神的相关研究状况进行了收集，资料包括中国期刊全文数据库、中文科技期刊全文数据库、万方数据学位论文数据库、中国知网、维普数据库等，发现各家主要从《黄帝内经》神的内涵认识、养神的基本特点、养神与情志疾病的治疗应用等方面入手来进行研究。

董娅从《黄帝内经》注释本入手，梳理归纳出神有8种含义，①精神活动，意识思维；②巧妙、高明；③人的神采，气色；④行为上的专心一致；⑤神秘莫测的变化；⑥水谷精气；⑦正气；⑧针刺的反应。该作者认为《黄帝内经》之神的特质表现为范围广、无处不在、无处不有，有时表现为以阴阳变化为神，有时以胃气为神，或以目中光彩为神，或以肤色光泽为神，或以身体感应为神。这些体现了神的适用广泛性。

最新版的中医高校教材《中医基础理论》和《中医诊断学》把神的定义描述为三点：一是指自然界的物质变化功能；二是指人体生命活动；三是指人的意识活动。孙广仁指出："神从哲学的角度来看是调控万物发展变化的内在推动力，具有主宰万物的能力。"《黄帝内经》确立了神主宰人体的概念，而关于神的具体内涵是要根据具体情况而定的，总体上来说，神的作用是主宰和领导一切。

张登本认为神代表着自然界事物的变化规律，具体到人体上，则为生命活动与自然万物交相呼应的规律，中医学中神的含义诠释主要涉及自然之神、生理之神、心理之神等多个层面。自然之神指的是自然界万事万物变化的规律，生理之神涵盖了人的生命规律，心理之神则包括人的精神、意识、思维活动。

李永春认为神在中医基础理论中的含义范围从自然到人体，源自古人对自然界的观察后应用于人体的概念。神同时代表着心对生命活动的支配及五脏、六腑、气、血、津液在人体的表现规律。朴顺天从心神理论的角度切入，考察了神的字源意义，对心与脑谁主神明的争论进行了探究，得出心神场控全局的结论，肯定了心主神明在人体的地位和作用。

于晓强从《黄帝内经》之神的发生学（一种应用跨学科的多学科研究方法）视角出发，对神的特征内涵进行了多方面理解和分类研究，还对神的相关范畴如魂、魄、意、志、精等进行了含义上的并举探究与对比，得出了《黄帝内经》之神的发展脉络是从自然到哲学再过渡到医学的进程，并提出五脏藏神、神以气化为主存在的结论。

朱钰叶认为《黄帝内经》中有关神之义可分为三个层面：①神源于人类长期对外界环境现象的详细观察；②在哲学层面的神的含义体现为一种客观存在；③中医论及的神又分为广义、狭义之神，广义之神包括了狭义之神中生命的规律和表现。

潘大为对《黄帝内经》形神的关系进行了整理，将研究的重点放在了形与神之间相互影响关系方面，提出人体之神主导形体运行的观点，将神的地位提升为全身生理精神功能统摄全局的高度。于红把先秦诸子百家中涉及神的文献与《黄帝内经》中所有与神有关的篇章全部整理出来，对其概念进行了对比分析，提出《黄帝内经》之神与诸子百家所论之神有明显差别，先秦诸子侧重于神的神秘和自然属性，而《黄帝内经》对迷信的鬼神观点持批判态度，并将神应用于人身，侧重于生命之神的意义。

李顺连提出《黄帝内经》对神概念的归纳，可以排除鬼神等超自然力量的范畴。神的概念可分为三种：一是指自然界普遍存在的运动规律；二是指人的生命功能；三是指精神意识行为。神在《黄帝内经》中的主要概念是描述人的心理活动，神可以概括为精神心理活动的总称。而五脏之五神之"意""志"基本均泛指心理活动。

云玉芬则以神是可感知和可调节的观点切入，提出神的作用可归纳为三个方面：第一，神与人体的生成存在密切关系。第二，神能维持人体健康状态；第三，神能使人的身体生理功能产生变化。该作者认为神主要藏于人的"心"中，"心"是神处所，人体之神藏于心但无处不在，全身都有神的运行。

二

养神应用研究进展

养神的含义指通过调节精神、情志、思想活动来促进人的心理健康，以达到形神协调、祛病延年的养生目的。养神是养生的重要手段和组成部分。养神的方法表现为调节精神、意识、思维活动，追求做到精神上淡泊宁静、情绪上乐观开朗是养神的本质目的。人体的意识和思维活动均由心所主宰，从这个意义上来说，调养即是养心，心神健旺则五脏六腑才能进行正常的生理活动。

1. 养神方法研究

当代《黄帝内经》养神应用相关整理研究以养神方法和情志疾病的治疗两个方面为主，在养神方法文献研究方面，主要集中在对相关主要传统养神理论方面进行考证。目前出版的教材、著作中，如《中医基础理论》《中国哲学史》《中华养生大全》《情志医学》等都对养神的具体践行方法进行了详尽的阐述。

养神相关文献方面，柴洋《〈黄帝内经〉精神养生考源》主要对不同历史时期的中医养神文献中养神的意义与作用进行了整理。对于调神的具体方法，则以时间为轴，进行调神历史的回溯整理，使调神内容的变化完整有序地展现出来。

林哲民《调神于养生机理》主要从调神在养生中的重要性角度来研究。该作者论述了调神与养生之间的紧密关系，侧重于词义的解释，也对精神调理的原理进行了叙述，认为气机的流动在调神过程中尤为重要。任海燕《〈内经〉中"神"的内涵及其应用研究》对中医养神理论、方法和历史沿革进行了阐释。其内容重点为神的养护应用对象是以人为主的，体现了《黄帝内经》以人为本的思想高度。

陈敬文认为养神是养生的首要手段。《黄帝内经》中最为重要的养神途径是通过调节人的精神思维活动，使其逐渐进入静的状态。静则养神，入静可以放松人的精神和形体，保持形神之间的和谐安宁及意识活动的相对稳定。《黄帝内经》有关形神的叙述为临床应用提供了理论指导。衣春光指出在《黄帝内经》中养神的意义可以概括为如下几点：①减少精神外耗并保养精气使其内守；②促进五脏藏神功能的协调，祛除邪气，加强卫外机能；③协调形与神的关系，而使形神合一，全身生理、心理运化正常无阻。

在《黄帝内经》养神与养生两者关系认识方面，胡真论述重神思想不仅为医家所重视，亦是儒家、道家、释家等传统学派所关注的话题。历代医家和哲学家均提出了自己的见解，对此形成条文并记录在各家的著作里。医家提倡清静守神、顺情理志，而无论是儒家所提倡的道德修养、道家的清静养神，还是释家的静坐见性，其服务的对象均为人体之神。儒释道与中医在对神的认识养护观点上殊途同归，始终坚持强调精神调摄的重要性。

罗卫芳提出《黄帝内经》的自然和谐观对当今社会依然有参考价值。人无法摆脱自然规律独立生存，必须遵从天地阴阳消长变化，顺应生长化收藏的规律。在精神保养方面，该作者认为《黄帝内经》所提及的养神方法浩如烟海，对其进行归纳总结可以得出三个趋向，即自临床应用方面分为调身、调息、调心三大步骤，其目的为保持思想的清净。此三方面均为调神的细致划分，无论是坐、卧、行，还是进食、睡眠等动静活动时皆可施行调身、调息、调心的方法对精神进行调摄。

程国强也秉持相似的观点，认为人的躯体与天地同气相求，人的脏腑功能是气机运动的场所所在，人体与自然之间的功能亦具有密切关系。如此，则构成以气的运动变化为主导，天地-人-五脏相通应合的运作系统。而调摄精神可以起到调畅气机的作用，正气是否充于人体离不开精神调理的介导。

段鲜红提及，人作为一种动态的机体生活在自然与社会的复杂环境中，一定会受到各种因素的制约，这种约束对于人体有一个适应度，一旦外界气候出现异常，超过人体的承受能力度，可扰乱气机的升降出入，最终气机失调而为病。若外界刺激对人造成的压迫过于强烈或持久，会严重干预脏腑的正常运作和带来脏腑生理功能的障碍。张贵平也认为人的精神情志起着辅助人体适应外界温度、天气变化调节的作用，唯有个体的情志稳定，没有大起大落，神藏于形体，则脏腑功能有所增强，正气充沛，疾病自然而愈。作为人体之神的象征——正气，起着护佑健康的作用，无论外界环境的何种刺激都需要正气配合来对此进行抵御，故精神调摄的关键就是培育正气，使其充盈于体内。

在对《黄帝内经》养神理论进行溯源的认识层面，和中浚指出《黄帝内经》中的养神思想源自先秦诸子中《老子》的哲学思想。《黄帝内经》是在老子思想的基础上有所发挥的，具体表现为《黄帝内经》养神的顺应自然、节制欲望、清静内守等方法原则与老子在《道德经》中提倡的无为而治、遵守天道、返璞归真、致虚守静的哲学思维认识如出一辙，《黄帝内经》将这些哲学思想转化为医学认识。

具体到养神方法上，陈野认为养神的践行应遵循《黄帝内经》"上古天真论"篇中所要求的法于阴阳、和于术数、恬惔虚无、精神内守的原则。同时还要特别注意防止外邪侵犯和六淫犯体，起居要避免劳倦，情志方面尽量避免七情内伤，以达到形神合一、延年益寿的目的。对于形与神两者关系的认识，张其成观点鲜明地指出"形"是指整个外在的身体，而神是指内在的心神、意志、心理活动等。强调形与神合二为一，表明人的生理、心理二者有机结合为一体，彼此协调统一，达成"形神合一"的状态才有助于养生保健。

靳月华重视神在人体中的作用，亦重视养形。神是形的产物，形是神的物质基础，阐述了形神统一观在《黄帝内经》养生中的应用。《黄帝内经》中提出的形神兼养的养护思路，在要求人体重视调七情、慎喜怒的同时，又没有忽略对血肉之躯的保护，这体现在节饮食、固精气等养形措施。形与神两者不可偏废，两者的相互影响关系体现为积精可全神，神守于内则形体不敝，形体不敝而精神不散。

冯珠娣、张其成通过田野调查，对北京市居民的养生方式进行归纳整理，发现他们的生活已经适应了当代的快速节奏，已然开发出新的养生项目如广场舞，以及保持着传统的养生生活方式规律如按时起居，且他们的业余时间均安排了体育锻炼。这表现出北京市居民对正确生活方式的实践和养生的自控性、自觉性。

2.情志疾病的治疗研究

对于养神与情志疾病治疗的相关研究方面。杨巧芳列举了诸多因为不良情志导致躯体和神志受影响的例子。《素问·本病论》云："人忧愁思虑即伤心。"《素问·本病论》云："人或恚怒，气逆上而不下，即伤肝也。"《灵枢·口问》云："悲哀愁忧则心动，心动则五脏六腑皆摇。"《素问·举痛论》云："思则心有所存，神有所归，正气留而不行，故气结矣。"该作者提出这些文献的内容为当代情志病的病因病机和治疗提供了思路，对治疗情志疾病证有着重要指导意义，为后世医家树立了治疗总纲。

许丞莹发现治疗情志病在临床上常施以针刺、按摩、拔罐、放血、艾灸相结合，调理患者的情志。针灸、按摩以心经和心包经的穴位为主，可以消除烦躁情绪；疏通肝经、胆经以通畅气机；针刺调理脾经与胃经可以减少思虑忧愁情绪；针刺调理肺经及大肠经能缓解悲伤忧虑情绪。

张伯华认为中医治疗情志疾病有极大优势，如祝由等方法采用了象征自然力量的物质或方法与人进行精神沟通，引导患者主动建立自信的理念，体现了现代心理精神分析中运用潜意识和动机的相关内容。而情志疗法则反映了一种分析病因病机进而进行疏导心理的机制体系。情志调理可以使患者被动地接受医者的施治达到中和，也可以通过自我修习气功导引来平和情志。祝由疗法和行为疗法与西方心理学的认知、干预疗法有颇多近似之处。

可见中医学在治疗情志病症方面所采用的原则是以疏为主，促使患者建立自我修复、自我认知的关系而自愈。

霍磊指出对于情志病这类精神疾病，形体与精神两者之间有着紧密联系，生活在社会群体里的人，其健康发展与当地的传统文化是密不可分的。传统文化承载着过去、现在乃至未来这个族群的思维特点和架构支撑，人们无意识地受集体影响，经常在不知不觉中接受传统文化的内容。衡量某个社会精神健康与否的标准在于这个社会文化的状态是否稳定。若文化飘忽不定，则这个社会中的人的生活表现也随之动摇。文化的整体性受到蚕食，导致整个社会的精神导向有所偏颇，最终不可避免地引发群体性的抑郁、焦虑等负面心理情绪。

申荷永认为对当代中国人来讲，在某种程度上情志心理病患者背离了他们的根，即远离了他们的家园，最终会酿成精神分裂的后果，所以他们的任务是找到回归的家园，这个家园是精神本性家园，组成者也是彰显本性的人。我们的传统文化就是构成精神家园的土壤，这里的精神具有形而上的意义，不是用理智去探索精神，而是用心去探求，所谓心藏神、主神明的观点就是充分发挥心的统领作用去内观我们的内在世界，继而表达自己心中的事实。这种内视会把人引向一种奇妙的内心体验，并最终促成体验者人格因素产生转变。抑郁症所蕴含的意识特征有一定的强度和范围，它是被压抑在一个空间内不得伸展的，所以我们在对待它时就不能再继续强化这种压抑的趋势，相反地，我们应该帮助意识从僵化中解放出来，为它提供精神性的营养，让意识在个体的生命中发挥作用。

除了药物治疗，还有学者提出个体生活方式的改变对于治疗情志、心理病症有积极影响。陈雪梅认为健康生活方式包含自我责任、饮食、身体认知及压力控制四个层面。冯文林将健康生活方式分为五类：充分的睡眠，健康的饮食，劳逸结合的工作，预防性的健康照护如健康检查，以及避免环境中的危险如避免环境污染。马林等指出健康生活方式就是看我们每一天的作息、习惯、嗜好、运动、睡眠、饮食等方面是否能提供帮助而不是成为一种阻碍。进入 21 世纪，健康生活方式逐渐受到医学界的重视。世界卫生组织指出个体的生活习惯与个体的健康状况有密切关系，认为健康生活方式的内容包含个体对生活方式与行为的选取及实行，膳食、睡眠、锻炼、管理情绪、戒烟限酒是健康生活方式中的重要组成部分。

Moehler（默勒）通过试验研究发现，在各种生活方式因素里，睡眠与娱乐活动对抑郁症状的抑制和康复具有显著作用。研究指出青少年抑郁、焦虑情绪与生活习惯存在显著相关性联系。Yiend（延德）和 Paykel（佩克尔）的研究认为针对精神心理疾病的治疗，适量的运动具有无副作用及自我调整的作用，无论是短时间的体育运动还是长期有计划的锻炼，对于降低患者的抑郁量化评分均有帮助。Hyde（海德）等研究发现，针对抑郁症的最佳综合治疗方法是从营养行为、健康状态、社会支持、运动习惯和压力处理5 个方面来进行改善之前的不良生活方式，从而改善心理健康状况，加强体育锻炼可以起到预防心理、精神疾病的作用。

通过以上整理，可以看到《黄帝内经》养神的理论与应用学说已有很深入的研究，各家虽各抒己见，在研究结论方面有所差异，但彼此间有分殊亦有会通，会通中不失分殊，尤其是理论方面已然高屋建瓴，无须赘述。但是对于应用方面，养神方法与情志病症的治疗缺少临床方面的研究。而《黄帝内经》养神的应用理念，不论是与中医的情志疾病，还是与西医的精神、心理疾病，在病因源头、症状表现上都存在紧密关系。针对养神理念与某一类情志疾病的相关联系内容进行研究，可以让我们能够对类似疾病的病因和治疗方案予以深刻认识。目前，对于如何将《黄帝内经》养神理念落地应用在某一类情志病症治疗方面的研究尚未阐明。因此，进一步研究和认识《黄帝内经》养神理念对情志疾病的治疗，具有创新性和可行性，也有助于为中医学理论的临床转化提供研究依据。

第二节 | 神的概念解析

一

神的含义辨析

《说文解字》将神定义为"神，天神，引出万物者也"。许慎将神解释为万物本源的意思。神具有万物生长的根本秩序。"神"来自"示"字部。在《说文解字》中为"示，天垂象，见吉凶，所以示人"。同时，"申"字是闪电的象形字。上古时代人类受限于认知水平，不能穷究现象与本质的关联，故将其归结为上苍。《尔雅》对神解释为"引，陈也"。此处引为拉伸、延展之义。神与陈二字引古声为近似发音字。

　　早至战国时，神之义初现端倪，已有现代中医学所说的"精神、思维"的含义在其中。如《逍遥游》："其神凝，使物不疵疠而年谷熟。"《荀子·天论》："天功既成，形具而神生。"《孟子·尽心上》："夫君子，所过者化，所存者神。"这里的"神"指的都是"精神"。以上对于神的理解认识均停留在形容一种强大的未知力量上，这种力量既代表了规律，也蕴含着神灵之义。这种神与自然界是息息相关的，但与人体的直接联系不大。神还常以"神明"二字出现，"神明"起初即"神灵"之意。《易经·系辞》曰："近取诸身，远取诸物，于是始作八卦，以通神明之德。"《易说·卦传》云："圣人之作《易》也，幽赞于神明而生蓍。"说明圣人创作《易经》过程中在神灵的启发下产生了灵感，创作八卦而与"神明"相通。"神"字原义是描述像闪电一样发光的物体，源于甲骨文的记载。古代先人对于世界的开发和认识并没有很强的主观能动性，对于神秘的、无法解释的力量和物质有一种崇拜和敬畏感情在其中，故神也蕴含了主宰万物秩序的含义。

　　至战国晚期，神的重点转移到"人"的身上，神灵莫测的力量转变为"主导人身活动、精神、思维之生命主宰"。至《黄帝内经》成书时期，人们兼收秉承了部分中国古代哲学关于神的思想认识，并从中医学的出发点确立了神主宰人体的含义，阐发出神代表精神意识活动的理性内涵。诸如"神明""神气""神志"等表达形式，虽然字面意义看起来颇为相近，实际上却有广义与狭义的差别。广义之神又叫神明，指人体生命活动的外显，狭义之神的界定往往指"神志"，即人的精神、意识、思维活动。《黄帝内经》把精神活动归于相应脏腑，即所谓"五神脏"。除了医家对神的解释，还有诸多先秦百家著作如《老子》《庄子》《列子》等展现了神具有"神妙""道之状""精神""心神"等含义。至《黄帝内经》中所体现神之含义的内容已经与"外在神灵、鬼神"之说没有那么紧密的联系。至此，神变为"生命造化之机、生命主宰"之意，在中医文献中，常以"神"或"神机""神明"的形式出现。以《黄帝内经》为例，如《素问·五常政大论》："根于中者，命曰神机，神去则机息。"《灵枢·天年》云："失神者死，得神者生。"体现了神对人的生死存亡起着决定性作用的意义。《灵枢·邪客》也说："邪弗能容也，容之则心伤，心伤则神去，神去则死矣。"阐明了此处的"神"有"生命主宰、造化之机"之含义。神让人们感受到生命规律的可知性，进一步发展为个体生理上的表现。综上来看，神由神灵之神秘莫测转变为《黄帝内经》中的以人为主导经历了一个漫长的过程，绝非朝夕之事。《黄帝内经》的成书表明至此神在人体的价值得以彰显。

二

《黄帝内经》中神的概念划分

本书以 2015 年《黄帝内经》注释版为底本进行相关整理分析，发现在《黄帝内经》中有 187 次出现了"神"字。《黄帝内经》又分《素问》和《灵枢》两部分，"神"字在《素问》全文中出现了 108 次，在《灵枢》里出现 79 次。相关联的篇章有 58 篇，《素问》30 篇，《灵枢》28 篇。《黄帝内经》中出现有关神的论述次数如下（并非对"神"字的次数统计）：素问部分，《素问·上古天真论》2 次，《素问·阴阳应象大论》出现 2 次，《素问·六节藏象论》2 次，《素问·宝命全形论》2 次，《素问·解精微论》1 次，《素问·移精变气论》1 次，《素问·汤液醪醴论》2 次，《素问·生气通天论》2 次，《素问·离合真邪论》2 次，《素问·六微旨大论》1 次，《素问·天元纪大论》1 次，《素问·灵兰秘典》1 次，《素问·征四失论》2 次，《素问·方盛衰论》1 次，《素问·举痛论》1 次，《素问·调经论》2 次。灵枢部分，《灵枢·天年》《灵枢·卫气》《灵枢·终始》《灵枢·针解》《灵枢·小针解》《灵枢·邪气脏腑病形》《灵枢·本藏》《灵枢·邪客》《灵枢·本神》《灵枢·九针十二原》《灵枢·行针》《灵枢·大惑论》《灵枢·刺节》《灵枢·真邪》《灵枢·终始》各出现 2 次。

通观《黄帝内经》诸篇，对于神的内涵已有相当数量的研究和认识。从相关的研究总结来看，有医学教材、词典、文献三大类，各家都从自己独特的角度对《黄帝内经》神的分类进行了解读，综合各家对《黄帝内经》神的分类归纳，大致可分为以下几个方面：①自然规律。这一认识各家均比较认同且将其放在《黄帝内经》神分类的第一位，可见其重要性所在。②精神、情志活动和变化。与自然规律一样，各类中医教材和相关书籍都把人体的精神、思维、情感活动和变化作为重点概念来阐释，如中医药院校采用的《中医基础理论》《〈黄帝内经〉选读》教材，以及专门来解释《黄帝内经》概念的《〈内经〉词典》等。③气。气的概念在《黄帝内经》里涵盖了正气、血气、精气、水谷之气等，秉持神具有气的含义观点的有《〈黄帝内经〉词典》《中医基础理论》等教材、词典类文献，此外张登本和郭蔼春也在发表的相关著作和文献中对此有过明确解释。④生命活动和生命现象。这指的是人体生命力的外在延伸，《黄帝内经研究大成》《〈黄帝内经〉词典》等教材对此持相似认识。⑤心神与五脏所藏之神。心神为脏腑之统领的观点已得到学者们的一致认同，虽然近年来有脑主元神、心主识神之见解，但心与五脏神的关系认识不容怀疑。⑥鬼神之说。《黄帝内经》中有明确的关于鬼神的记载，但仅见于有限的篇幅里，如《素问·五脏别论》云："拘于鬼神者，不可与言至德。"故各家均对此没有异议，也有少数学术书未将鬼神纳入《黄帝内经》神的分类中。⑦技术高明的医者。《中医藏象学》《〈黄帝内经〉词典》，以及翟双庆等均秉持相同认识。

本书认为在《黄帝内经》中神的内涵有两大方面，即自然和人体，自然之神包括了自然规律和不可预测和描述的物质，如阴阳，人体之神有生命力、精神意志活动、生命的外延表现等意义在其中，此外还有鬼神、高明医工这两类含义。综上，对于《黄帝内经》神的概念已然清晰明了，下面就对《黄帝内经》神的分类进行详细区分和归类。

1. 自然界运动变化的规律

在《黄帝内经》里，神有不同的分类。具体来看，首先神具有影响自然变化的力量，这也是《黄帝内经》中神的内涵中最为重要的一部分，关于神为自然力量的观点均集中在《素问》部分，相关原文整理如下（表1）。

表1　自然界运动变化规律相关原文

原文	说明
《素问·生气通天论》："故圣人传精神，服天气，而通神明。"	此处出现了"精神"与"神明"两词。精神为圣人所传，"传"通"抟"，意思是使神聚集，聚集之后顺从天的变化，然后就能明白这些变化的原因。"神明"在这里指的是自然变化之玄机
《素问·阴阳应象大论》："神在天为风，在地为木，在体为筋，在脏为肝，在色为苍，在音为角，在声为呼，在变动为握，在窍为目，在味为酸，在志为怒。"	此处所提及的神是一种自然规律，而这种规律不仅应用在自然上面，还可作用于人体
《素问·阴阳应象大论》："是故天地之动静，神明为之纲纪。"	"纲纪"为规律、纲领的意思，此处直截了当指出神为一种规律，且与天地对应，为自然四季阴阳之规律
《素问·气交变大论》："天地之动静，神明为之纪。"	与《素问·阴阳应象大论》所论的内容近乎同义

原文	说明
《素问·移精变气论》："理色脉而通神明。"	厘清色脉便可知晓自然规律
《素问·移精变气论》："夫色之变化，以应四时之脉，此上帝之所贵，以合于神明也。"	接上文色脉之说，其变化需应四时变化
《素问·气交变大论》："善言应者，同天地之化，善言化言变者，通神明之理。"	与《素问·移精变气论》同源同意，变化是神的特征
《素问·天元纪大论》："故物生谓之化，物极谓之变，阴阳不测谓之神，神用无方谓之圣。"	同上，这种难以预测的变化为神
《素问·五运行大论》："言天地之动静，神明为之纪，阴阳之升降，寒暑彰其兆……道生智，玄生神，化生气。神在天为风，在地为木，在体为筋，在气为柔，在藏为肝。"	与上文《素问·阴阳应象大论》相同，均描述具体的自然规律是如何化生的

　　《黄帝内经》之神具有自然天地运化规律的功能，在其篇章中多见"神明"二字，"神"与"神明"并无差别，只是"神明"在《素问》中被用来代指自然变化之规律，其本义包含于神之中，为神概念的一种延伸。具体来看，《素问·五运行大论》曰："天地之动静，神明为之纪。"这里的"纪"指的是一种规律，神是指万物具体运化规律，如《素问·天元纪大论》曰："物生谓之化，物极谓之变，阴阳不测谓之神，神用无方谓之圣。"运化规律不外乎阴阳之间的转化，而阴阳变化的内在规律则难以通

过直观感知，所以用"阴阳不测"来总体概括神的特性。《黄帝内经》还指出人与天地之间的运化规律是可以做到彼此感应的，《素问·至真要大论》言："天地之大纪，人神之通应也。"《素问·气交变大论》曰："善言天者，必应于人……善言应者，同天地之化，善言化言变者，通神明之理。"这种天人可以交感呼应的思想逐渐发展为中医学天人感应、天人合一的基本理论。

《黄帝内经》中的神除了用来表示自然界整体变化规律是非常玄妙的，还是万物变化的根基所在。《素问·阴阳应象大论》云："天地之动静，神明为之纲纪。"认为神主宰了阴阳二气的变化。《素问·阴阳应象大论》云："阴阳者，天地之道也，万物之纲纪，变化之父母，生杀之本始，神明之府也。"在此基础上形成了中医学天人合一的思想，将人与自然紧密地交织在了一起。自然之神指导人体之神，故在天人合一的思想下，自然之神具体映像在人身上表现得淋漓尽致，如"东方生风，风生木，木生酸，酸生肝，肝生筋，筋生心，肝主目。其在天为玄，在人为道，在地为化……在脏为肝，在色为苍，在音为角，在声为呼，在变动为握，在窍为目，在味为酸，在志为怒"。《素问·阴阳应象大论》顺天承化，将自然界的位置、时令与人的脏腑、情志等按照五行属性划分，将人体局部与整体自然序列相联系，体现了人与天之间沟通，建立了天人一体观。《黄帝内经》中自然之神内涵可以概括为主宰自然界一切变化的根本规律，自然之神与人体生理紧密结合，可以对接和沟通，二者之间的相应和使天与人的对照交流变得充实和深入起来，对后世医学的发挥与应用影响深远。

2. 人之生命力主宰

神对人体生命力的主宰功能主要体现在如何调控人体的生命力，以及如何影响人体内在的活动方面上。生命力在人体根源于内，也叫作神机，神机是生命的动力，一旦离开，生命就会停止。该观点在《素问》和《灵枢》中均有所涉及，原文整理如下（表2）。

表2　人体生命力主宰相关原文

原文	说明
《素问·上古天真论》："昔在黄帝，生而神灵。"	神灵为聪明有智慧，此智慧与生俱来，根植于内
《素问·六节藏象论》："五味入口，藏于肠胃，味有所藏，以养五气，气和而生，津液相成，神乃自生。"	饮食、水谷来供给和维持生命，为神的主要物质来源
《素问·六节藏象论》："形脏四，神脏五，合为九脏以应之也。"	神脏五之数，为心、肝、肺、脾、肾，皆有神藏于内
《素问·至真要大论》："天地之大纪，人神之通应也。"	此处"神"为人体内之主导变化的神机，与自然之神相互应和
《素问·汤液醪醴论》："岐伯曰：针石，道也。精神不进，志意不治，故病不可愈。今精坏神去，荣卫不可复收，何者？嗜欲无穷，而忧患不止，精气弛坏，营泣卫除，故神去之而病不愈也。"	此处"神"为生命之主宰之意，被忧患欲望所伤
《素问·移精变气论》："得神者昌，失神者亡。"	此处"神"代表着一种衡量生命是否存在以及健康与否的标志
《素问·玉版论要》："请言道之至数，《五色》《脉变》《揆度》《奇恒》，道在于一，神转不回，回则不转，乃失其机。"	生命之神的变化运转描述

原文	说明
《素问·八正神明论》："血气者，人之神。"	血气同水谷之气，皆为生命之神的供给来源
《素问·宝命全形论》："针有悬布天下者五，黔首共余食，莫知之也。一曰治神，二曰知养身，三曰知毒药为真，四曰制砭石小大，五曰知腑脏血气之诊。"	治神为首，此神关乎人体之生命运行
《素问·宝命全形论》："凡刺之真，必先治神，五脏已定，九候已备，后乃存针。"	与上文之义相同
《素问·五常政大论》："根于中者，命曰神机，神去则机息。"	此处"神"为主宰人体内部的生命之神，此神一旦离体则生命亦停止
《素问·脉要精微论》："头者精明之府，头倾视深，精神将夺矣。"	精神上升于头部，头面部异常说明神将危矣
《素问·离合真邪论》："外引其门，以闭其神……推阖其门，令神气存，大气留止，故命曰补。"	此处"神"的载体为气的形式
《素问·调经论》："神有余不足何如？岐伯曰：神有余则笑不休，神不足则悲。血气未并，五脏安定，邪客于形，洒淅起于毫毛，未入于经络也，故命曰神之微。帝曰：补泻奈何？岐伯曰：神有余，则泻其小络之血出血，勿之深斥，无中其大经，神气乃平。神不足者，视其虚络，按而致之，刺而利之，无出其血，无泄其气，以通其经，神气乃平。"	此处"神"为五脏所藏之神，其有余或不足皆有对应治法来调理

原文	说明
《素问·八正神明论》："故养神者，必知形之肥瘦，荣卫血气之盛衰。血气者，人之神，不可不谨养。"	提出对生命之神如何养护
《素问·六微旨大论》："出入废则神机化灭，升降息则气立孤危。"	同《素问·五常政大论》所说之义
《素问·经脉别论》："府精神明，留于四脏，气归于权衡。"	此处"神"为精微之气
《灵枢·邪客》："因其分肉，左别其肤，微内而徐端之，适神不散，邪气得去。"	此处"神"为精神之意
《灵枢·刺节真邪》："凡刺寒邪，日以温，徐往疾出，致其神。"	此处"神"为生命的象征，使其经针刺产生生命的迹象
《灵枢·根结》："用针之要，在于知调，调阴与阳，精气乃光，合形与气，使神内藏。"	此处"神"为内在之主宰，需藏于内来发挥作用
《灵枢·本神》："凡刺之法，先必本于神。血、脉、营、气、精神，此五脏之所藏也。"	与《素问·调经论》相同，针刺需遵循以神为本的原则
《灵枢·本神》："生之来谓之精；两精相搏谓之神。"	此处提及了"神"的产生，源自精气的纠缠运动
《灵枢·天年》："失神者死，得神者生也。"	与《素问·移精变气论》一体相通，仅仅替换词语"死"—"亡"，"生"—"昌"
《灵枢·天年》："黄帝曰：何者为神？岐伯曰：血气已和，荣卫已通，五脏已成，神气舍心，魂魄毕具，乃成为人。"	此处说明"神"的出现

原文	说明
《灵枢·天年》："百岁，五脏皆虚，神气皆去，形骸独居而终矣。"	此处"神"为神机
《灵枢·官能》："用针之要，无忘其神。"	针刺讲究得气，此处"神"作神气之义
《灵枢·周痹》："沫得寒则聚，聚则排分肉而分裂也，分裂则痛，痛则神归之，神归之则热。"	此处"神"为气，气通于痛处则痛解
《灵枢·胀论》："凡此诸胀者，其道在一，明知逆顺，针数不失，泻虚补实，神去其室……谓之良工。"	同《灵枢·天年》，此处"神"为神机
《灵枢·小针解》："上守神者，守人之血气有余不足可补泻也。"	此处"神"为正气，针刺当运用补泻以守神为上
《灵枢·营卫生会》："营卫者，精气也，血者，神气也。"	此处与《素问·八正神明论》中的"神"同义
《灵枢·平人绝谷》："故神者，水谷之精气也。"	水谷为承载神气之媒介
《灵枢·九针十二原》："所言节者，神气之所游行出入也，非皮肉筋骨也。"	此处"神"为神气之意
《灵枢·小针解》："神客者，正邪共会也。神者，正气也，客者，邪气也。"	此处"神"为正气，气为表现形式
《素问·生气通天论》："因于寒，欲如运枢，起居如惊，神气乃浮。"	此处"神"为神气
《素问·生气通天论》："阳气者，精则养神，柔则养筋。"	神为阳气所养，为灵通变化之气

综合上述经文来看，是否有生命力存在于人体的关键是内在的神机是否存在。"机"有造化之意。《素问·五常政大论》云："根于中者，命曰神机，神去则机息。"《灵枢·本神》指出："生之来谓之精，两精相搏谓之神，随神往来者谓之魂，并精而出入者谓之魄。"对神范畴的解释是阴与阳这两种生命物质之间相互斗争和交融的结果。神作为生命活动主宰所具备以下几个基本特性：首先神是生命活动天生之物，一直伴随着人体所有生命的活动始终；其次是神的产生源自、依赖精与血气的化生。《黄帝内经》中对神的多方面阐释表现了生命的内在活动，从《黄帝内经》角度来看，生命存在的前提条件不仅需要有血肉之躯体，还必须有神的参与，才能成为完整状态的人。神作为人体生命活动的主宰，决定人体生命活动的作用尤为突出，正所谓"失神者死，得神者生也"，神的有无决定了生命活动能否运转。

人体之神是通过一定物质基础来承载生命的运行，神的内涵无法用明确的主观言语描述出来，却可以被客观感知。人体之神的载体为血、精等基础物质，《灵枢·天年》曰："血气已和，荣卫已通，五脏已成，神气舍心，魂魄毕具，乃成为人。"说的便是血气、营卫之气、水谷之气及脏腑的形成，均是在神的参与下得以进行完成。《灵枢·营卫生会》云："血者，神气也。"《灵枢·平人绝谷》曰："神者，水谷之精气也。"以上论述明确了人体神的活动是与人体内的物质基础紧密关联的。具体而言，心神的活动依靠精、气、血对其进行滋养以运行，反之心神又主宰精、气、血的化生。精又分先天之精和后天之精。

先天之精受于男女媾精，神是阴阳二精相结合的产物，后天之精则来自饮食水谷。精对神有滋养的作用，精充则神旺，精衰则神弱。气为神的活动提供了物质保障，张景岳释之："人之有生，全赖此气……精气既足，神自旺矣。"血是人体心神活动的物质基础，心藏脉，脉为血之府、神之舍。再如《素问·八正神明论》云："血气者，人之神。"这意味着，血是水谷精微所化，为神的活动提供营养动力。《灵枢·营卫生会》云："泌糟粕，蒸津液，化其精微。上注于肺脉，乃化而为血。以奉生身……命曰营气。"指出营血对脏腑和肢体的营养作用和沿脉循行特点。以上内容说明了《黄帝内经》之神具有主宰和维持人生命活动的必不可缺的重要作用。《黄帝内经》将抽象化的神转为了具体存在，神的主要内涵与血肉之躯联系在一起，丰富了其内容。

3. 主管情志精神活动

神还指精神和思维，表现为人的精神活动，承载人体精神活动的五脏为心。相关原文主要集中在《素问》部分，《灵枢》中亦有所提及，整理如下（表3）。

表3　情志活动相关原文

原文	说明
《素问·上古天真论》："上古之人，其知道者，法于阴阳，和于术数，食饮有节，起居有常，不妄作劳，故能形与神俱。"	此处"神"与形体并立，为内在之精神意识表现
《素问·上古天真论》："今时之人不然也，以酒为浆，以妄为常，醉以入房，以欲竭其精，以耗散其真，不知持满，不时御神，务快其心，逆于生乐，起居无节，故半百而衰也。"	此处"神"之义作精神讲
《素问·上古天真论》："夫上古圣人之教下也，皆谓之虚邪贼风，避之有时，恬惔虚无，真气从之，精神内守，病安从来。"	此处强调的是精神思维活动
《素问·上古天真论》"余闻上古有真人者，提挈天地，把握阴阳，呼吸精气，独立守神，肌肉若一，故能寿敝天地，无有终时，此其道生。"	此处与上文之"神"同义
《素问·上古天真论》："中古之时，有至人者，淳德全道，和于阴阳，调于四时，去世离俗，积精全神……其次有圣人者，处天地之和，从八风之理，适嗜欲于世俗之见，无恚嗔之心，行不欲离于世，被服章，举不欲观于俗，外不劳形于事，内无思想之患，以恬愉为务，以自得为功，形体不敝，精神不散，亦可以百数。"	含义同上，指精神思维活动
《素问·四气调神大论》："秋三月，此谓容平，天气以急，地气以明，早卧早起，与鸡俱兴，使志安宁，以缓秋刑，收敛神气，使秋气平，无外其志，使肺气清，此秋气之应，养收之道也。"	此处"神气"为精神意识情感活动
《素问·灵兰秘典论》："心者，君主之官也，神明出焉。"	心在人体总统造化

原文	说明
《素问·六节藏象论》："心者，生之本，神之变也。"	同上
《素问·六节藏象论》："心者，生之本，神之处也，其华在面，其充在血脉，为阳中之太阳，通于夏气。"	此处依然指心主神明之具体内涵
《素问·生气通天论》："圣人传精神，服天气，而通神明。"	此处为保存精神之义，唯有人身之精神安好方能感知自然之规律
《素问·生气通天论》："阳强不能密，阴气乃绝，阴平阳秘，精神乃治，阴阳离决，精气乃绝。"	此处"神"乃精神之义
《素问·生气通天论》："味过于辛，筋脉沮弛，精神乃央。"	此处与上文"神"之义等同
《素问·八正神明论》："神乎神，耳不闻，目明心开而志先，慧然独悟……故曰神。"	此处"神"为内在心理情感活动的主导
《素问·移精变气论》："逆从倒行，标本不得，亡神失国。"	此处"神"为精神
《素问·宣明五气》："五脏所藏：心藏神，肺藏魄，肝藏魂，脾藏意，肾藏志，是谓五脏所藏。"	此处阐明五脏藏神之具体承载
《素问·针解》："必正其神者，欲瞻病人目，制其神，令气易行也。"	此处"神"作精神、意识解
《素问·至真要大论》："诸禁鼓栗，如丧神守，皆属于火。"	此处"神"为情感意识
《素问·宝命全形论》：深浅在志，远近若一，如临深渊，手如握虎，神无营于众物。	此处"神"为注意力

《黄帝内经》养神理论阐释 第一章

27

原文	说明
《素问·举痛论》："惊则心无所倚，神无所归，虑无所定……思则心有所存，神有所归，正气留而不行，故气结矣。"	"神"在这里为心中所藏之神
《素问·痹论》："阴气者，静则神藏，躁则消亡。"	此处"神"指意识、思维活动
《素问·疏五过论》："诊有三常，必问贵贱，封君败伤，及欲侯王。故贵脱势，虽不中邪，精神内伤，身必败亡。始富后贫，虽不伤邪，皮焦筋屈，痿躄为挛。医不能严，不能动神……病不能移，则医事不行。"	此处"神"为精神意识情绪
《素问·解精微论》："夫水之精为志，火之精为神，水火相感，神志俱悲，是以目之水生也。"	此处"神"为情志
《素问·解精微论》："是以俱悲，则神气传于心，精上不传于志，而志独悲，故泣出也……不泣者，神不慈也。神不慈则志不悲，阴阳相持，泣安能独来？夫志悲者惋，惋则冲阴，冲阴则志去目，志去目则神不守精，精神去目，涕泣出也。"	此处"神"与上文之义相同
《素问·脉要精微论》："衣被不敛，言语善恶，不避亲疏者，此神明之乱也。"	此处"神"为情感精神之义
《素问·惩四失论》："不十全者，精神不专，志意不理，外内相失，故时疑殆。"	此处"神"与上文之义相同，为精神
《素问·方盛衰论》："是以诊有大方，坐起有常，出入有行，以转神明。"	此处"神"为心主之神明
《灵枢·终始》："浅而留之，微而浮之，以移其神，气至乃休。"	此处"神"为注意力、意志

黄帝内经

养神理论与防治抑郁应用探究

原文	说明
《灵枢·经水》："五脏者，合神气魂魄而藏之。"	此处"神"为脏腑所藏之神
《灵枢·平人绝谷》："气得上下，五脏安定，血脉和利，精神乃居。"	此处"神"为精神活动
《灵枢·九针十二原》："神在秋毫，属意病者。审视血脉，刺之无殆。"	此处"神"有聚精会神之义，当为注意力
《灵枢·九针十二原》："神属勿去，知病存亡。"	"神"为注意力集中
《灵枢·终始》："深居静处，占神往来，闭户塞牖，魂魄不散，专意一神，精气不分，毋闻人声，以收其精，必一其神，令志在针。"	同上
《灵枢·九针论》："五藏：心藏神，肺藏魄，肝藏魂，脾藏意，肾藏精与志也。"	此处论及脏腑所藏之神具体名称
《灵枢·本神》："黄帝问于岐伯曰：凡刺之法，先必本于神。血、脉、营、气、精神……随神往来者谓之魂，并精而出入者谓之魄，所以任物者谓之心，心有所忆谓之意，意之所存谓之志，因志而存变谓之思，因思而远慕谓之虑，因虑而处物谓之智。"	此处"神"有精神之义
《灵枢·本脏》："志意者，所以御精神，收魂魄，适寒温，和喜怒者也。是故血和则经脉流行，营复阴阳，筋骨劲强，关节清利矣。卫气和则分肉解利，皮肤调柔，腠理致密矣。志意和则精神专直……五脏不受邪矣。"	此处"神"作精神意识解
《灵枢·卫气》："五脏者，所以藏精神魂魄者也。"	此处"神"为五脏所藏

原文	说明
《灵枢·五色》："积神于心，以知往今。"	此处"神"为心神之意
《灵枢·邪客》："心者，五脏六腑之大主也，精神之所舍也……心伤则神去，神去则死矣。"	此处"神"有心藏神之义
《灵枢·大惑论》："目者，五脏六腑之精也，营卫魂魄之所常营也，神气之所生也。故神劳则魂魄散，志意乱，是故瞳子、黑眼法于阴，白眼、赤脉法于阳也。故阴阳合传而精明也。目者，心之使也。心者，神之舍也，故神分精乱而不转，卒然见非常之处，精神魂魄散不相得，故曰惑也……心有所喜，神有所恶，卒然相感，则精气乱，视误故惑，神移乃复，是故间者为迷，甚者为惑。"	此处"神"为心主之神明
《素问·针解》："神无营于众物者，静志观病人，无左右视也。"	此处"神"为注意力

神在人体最重要的功能体现为情志和精神活动，指心所藏之神起统帅作用。《素问·灵兰秘典论》曰："心者，君主之官也，神明出焉。"《素问·邪客》曰："心者，五脏六腑之大主。"《黄帝内经》中的心不但为神之主，而且是五脏六腑之大主，统摄其他脏腑，心神是保障其他脏腑之神正常运作的基础。心主神明的基础在于血脉。脉为神气相使之道，是输布神气的通道，即"心藏脉，脉舍神"之意。心神藏于血脉之中，《灵枢·本神》云"心藏脉，脉舍神"说明心对血脉也有统领的作用，心可以濡养五脏，心血充足，则思维敏捷，精神焕发，若不足则精神萎靡。

心藏神是指心具有主宰人体五脏六腑等一切生理活动和精神思维活动的功能。《黄帝内经》明确提出了心为神明之主的观念。这个心并不是肉眼所观察到的心，而是指中医藏象学说的心的功能，以养护心藏之神明来养生长寿。心作为人体的君主之官，其首要作用为主管神明，心主神明表现为心统帅人体全部脏腑的生理运行。

神以五脏为舍，分别代表不同属性之神。《素问·痹论》云："静则神藏，躁则消亡。"《灵枢·本神》言："血、脉、营、气、精神，此五脏之所藏也。"《灵枢·根结》曰："调阴与阳，精气乃光，合形与气，使神内藏。"这里强调了神对调节脏腑和运行气血、疏通情志的主导作用。《素问·宣明五气》提出神藏于心、魄藏于肺、魂藏于肝、意藏于脾、志藏于肾的观点，表明了人体之神与五脏有直接的对应关系。人之五脏皆藏神，每一个脏腑所对应的神即为"精神"。分而言之，每个脏腑所代表的神即神、魂、魄、意、志。魂受神的控制，随神往来，属于潜在的意识，魄隐于精中，意与志均发自内心，反映思维的整体过程，又能够协调其他精神活动。《灵枢·本脏》云："志意者，所以御精神，收魂魄，适寒温，和喜怒者也……志意和则精神专直……五脏不受邪。"在这里，意志可以影响和调整情志精神活动，神用来表达人特有的心理活动：此时神被赋予了精神、意识、思维等心理活动的内涵。凡此之属，魂、魄、意、智、思、虑、智等皆为神的体现。五神分为意、志、思、虑、智，为五脏所主，在日常应用时属于价值取向，即理性思维过程，当由意、志明确做事的目的之后，经过理性思维的处理，提高虑、智对结果的影响。

《灵枢·本神》指出"因思而远慕谓之虑",即理性思维能够周全各方面的因素以达到恰当目的。而智在《灵枢·本神》中体现为"因虑而处物谓之智",即智慧的含义,通过"任物者谓之心"的观察及感知,经过意志、思、虑的过程最终获得智慧。

情志活动是人体对外在环境的反应作用到自身的情感表达,是体内气机运行的表现。喜则精气亢奋属火,怒则精气宣泄属木,思则精气氤氲属土,忧悲则精气收敛属金,恐则精气沉降属水。人的精神活动总体上属于信仰、信念的层面,通过意、志来影响人的意识活动和价值取向,思虑即以个人尺度来判断一切。所有的情志活动都会影响人体气机运行,气机的内在变化又反过来影响到五脏的状态。总而言之,五脏之神为心神所统,共同维护人体气机和情志的运作。

4. 生命活动的外延

神在《黄帝内经》中还有生命活动外延的意义,主要指被观察到的外在表象,如颜色、神态、脉搏、语言等因素,主要集中在《素问》部分,相关原文整理如下(表4)。

表4　生命活动外延相关原文

原文	说明
《素问·移精变气论》:"上古使僦贷季,理色脉而通神明,合之金木水火土四时八风六合……欲知其要,则色脉是矣。"	此处"神"为面色与脉象的表现
《素问·脉要精微论》:"衣被不敛,言语善恶,不避亲疏者,此神明之乱也。"	此处"神"为语言与行为的表现

原文	说明
《素问·汤液醪醴论》："帝曰：形弊血尽而功不立者何？岐伯曰：神不使也。"	此处"神"为形体的表现
《素问·脉要精微论》："夫精明者，所以视万物，别白黑，审短长。以长为短，以白为黑，如是则精衰矣。"	此处精明指神气，精明见于目，表现为神气外放，为视觉
《素问·阳明脉解》："病甚则弃衣而走，登高而歌，或至不食数日，逾垣上屋。所上之处，皆非其素所能也。"	此处对行为、音声的描述也是"神"的一种表现
《素问·刺法论》："神失位，使神采之不圆。"	此处"神"为外在气色的表现
《素问·诊要经终论》："秋刺皮肤，循理，上下同法，神变而止。"	此处"神"为皮肤色泽的表现
《灵枢·大惑论》："目者，五脏六腑之精也，营卫魂魄之所常营也，神气之所生也，故神劳则魂魄散，志意乱。"	此处指观察眼睛可以了解"神"的状况
《灵枢·热病》："偏枯，身偏不用而痛，言不变，志不乱，病在分腠之间。"	此处对形体、语言的描述也是"神"的一种表现
《灵枢·邪气脏腑病形》："黄帝问于岐伯曰：余闻之，见其色，知其病，命曰明。按其脉，知其病，命曰神，问其病，知其处，命曰工……故知一则为工，知二则为神，知三则神且明矣。"	此处与《素问·移精变气论》相同，"神"由面色、脉象体现出来
《灵枢·大惑论》："神分精乱而不转，卒然见非常处，精神魂魄，散不相得，故曰惑也……神有所恶，卒然相感，则精气乱，视误，故惑，神移乃复，是故间者为迷，甚者为惑。"	此处"神"为视觉

第一章 《黄帝内经》养神理论阐释

33

原文	说明
《灵枢·行针》:"岐伯曰:重阳之人,其神易动,其气易往也。黄帝曰:何谓重阳之人?岐伯曰:重阳之人,熇熇高高,言语善疾,举足善高,心肺之脏气有余,阳气滑盛而扬,故神动而气先行。"	此处"神"指语言、动作等行为
《灵枢·行针》:"重阳之人而神不先行者,何也?岐伯曰:此人颇有阴者也。黄帝曰:何以知其颇有阴也?岐伯曰:多阳者多喜,多阴者多怒,数怒者易解,故曰颇有阴,其阴阳之离合难,故其神不能先行也。"	此处"神"为阴阳之气失衡,由情志行为体现出来
《灵枢·忧恚无言》:"横骨者,神气所使主发舌者也。"	此处"神"为神气,由舌头、声音呈现反应

神作为人体外在的生命活动现象的外延承载,为观测人的健康状况提供了有利条件。人之目、形、色、脉、语言、神态皆可作为得神或者失神的衡量标志。《内经》用神来阐明生命活动的状态,将精神、运动、知觉等一切生命活动称为神,并通过局部的色泽、行为动作、声音的高低、情感的宣发等活动表现出来。如《素问·阳明脉解》云:"病甚则弃衣而走,登高而歌,或至不食数日,逾垣上屋。"这些生命活动的外延成为衡量人体是否健康的重要标尺。换而言之,人体在神的调控作用下维持着日常运转。当出现神调不能之时,人就会发生与神相关的疾病,比如癫狂。《素问·刺法论》云:"神失位,使神采之不圆。"《灵枢·癫狂》云:"狂者多食,善见鬼神,善笑而不发于外者,得之有所大喜,治之取足太阴、太阳、阳明,后取手太

阴、太阳、阳明。"《黄帝内经》借此提出治病之真谛在于通过外在药物、针刺经络穴位等手段来激发人体内在的"自和""自愈"机制，使人体之神恢复调节能力。神生于五脏而养于气血，所谓"得神"者，表明人体五脏精气充盈、营卫通达，虽有疾病外邪困扰，但自我的调控能力尚能运转，治疗起来自然容易；一旦五脏精气失守，出现"失神"情况，可见面色、声音、动作、情感的失常表现，则表面自愈之神无法发挥作用，故疗效不佳。

5. 高明医生与鬼神

除上述分类之外，神在《黄帝内经》中的含义还有鬼神和医生之意。因篇幅较少，此处所说的鬼神与先秦诸子所论的鬼神是何种关系不在本书的讨论范围之内，原文如下（表5）。

表5　高明医生与鬼神相关原文

原文	说明
《素问·至真要大论》："经言盛者泻之，虚者补之。余锡以方士，而方士用之尚未能十全，余欲令要道必行，桴鼓相应，犹拔刺雪污，工巧神圣，可得闻乎？"	此处将医生形容为神圣之工。"圣"为通的意思，通达这些看病技巧的人可称为高明医生
《灵枢·官能》："法于往古，验于来今，观于窈冥，通于无穷，粗之所不见，良工之所贵，莫知其形。若神仿佛。"	此处"神"依然为高明的医生

原文	说明
《素问·五脏别论》："凡治病，必察其上下，适其脉候，观其志意与其病能。拘于鬼神者，不可与言至德。"	"拘于"的意思是说被鬼神所束缚，对其有所顾虑，体现了对迷信的反对之意
《素问·宝命全形论》："若夫法天则地，随应而动，和之者若响，随之者若影，道无鬼神，独来独往。"	此处言道理规律与鬼神无关联
《素问·八正神明论》："视之无形，尝之无味，故谓冥冥，若神仿佛。"	此处"神"有无形、无味之义
《灵枢·癫狂》："狂者多食，善见鬼神，善笑而不发于外者，得之有所大喜。"	此处"神"为鬼神之义，反映的是癫狂之人饮食后的表现
《灵枢·贼风》："今夫子之所言者，皆病人之所自知也，其毋所遇邪气，又毋怵惕之所志，卒然而病者，其故何也？唯有因鬼神之事乎？岐伯曰：此亦有故邪留而未发，因而志有所恶，及有所慕，血气内乱，两气相抟。其所从来者微，视之不见，听而不闻，故似鬼神。"	此处与《素问·宝命全形论》相同，"神"均表达与鬼神无关之含义

"鬼神"在《黄帝内经》中的概念与前面所提及的"阴阳不测"的含义相近，都指一种不可说明的神秘力量，并非迷信方面的"鬼神"含义。这意味着《黄帝内经》中丝毫没有对鬼神的崇拜迷信之情，反映了《黄帝内经》无神论的思想。另外对医术高明的医生，《黄帝内经》的描述唯有赞美之词。这里的高明医生被黄帝和岐伯形容为通道达圣的神工，可见当时对高明医生的评价尤为突出，已非现代人认知、了解的医疗技术所能感受和企及。

归纳总结上述内容可知，《黄帝内经》中神的含义是根据不同的情况而不断变化的。在《黄帝内经》中，神主要分为自然之神和人体之神两大类别。自然之神包括了自然规律法则，以及不可预测和描述的物质，如阴阳二气。人体之神则承载了生命力、精神意志活动、生命外延表现等意义在其中。生命力主宰强调的是人体全部生命活动的运转动力；精神意志活动则以心为中心、五脏为发起点来进行；生命外延表现侧重于五官、动作、声音等表现。除此之外，还有鬼神、高明医工这两类含义在其中。《黄帝内经》中神的概念关注自然之神与心神、五脏神对人体健康的重要性，奠定了后世医学养神理论和实践的理论基础。《黄帝内经》无论是作为指导中医学临床的教科书还是中医药院校里研习医学的经典核心，其内容浩如烟海，而关乎神和养神的概念是其中最为重要的内容之一，故对其含义分类的研究颇有价值。

一

神志病的概念

1. 神志病的定义

《黄帝内经》认为产生神的基石为脏腑、营卫和气血，神藏于心则营卫气血通畅、五脏健全、形体充实，魂魄皆具，方为平人。正常的神志活动表现为思维运作正常、语言行为合乎情理、精神状态良好，在生活上可以做到法于阴阳，不妄劳作，故能神与形具。若以妄为常，不时御神，务快其心，逆于生乐，可致神志失常而发病。神志病发生的前提为神、魂、魄、意、志五神的异常，进而导致七情也出现异常状况，而所谓情志疾病是神志疾病的一部分，表现为情志的过激反应，是一种狭义上的神志疾病。《黄帝内经》所记载的诸如癫狂、厥逆、妄言等疾病表现可统称为神志疾病。如《素问·通评虚实论》记载如"癫疾厥狂，久逆之所生也"。《素问·厥论》也说："阳气盛于上，则下气重上而邪气逆，逆则阳气乱，阳气乱则不知人也。"《黄帝内经》有"神有余则笑不休，神不足则悲"之说，说明神志病的发展变化与阴阳五行气机的运行状况有直接联系。对于神志疾病的治法，

《黄帝内经》的治则可以概括为"谨察阴阳所在而调之，以平为期"，即对阴阳进行平衡性的调整，比如岐伯提出："夺其食即已，夫食入于阴，长气于阳，故夺其食即已，使之服以生铁落为饮，夫生铁落者，下气疾也。"

此外，在《黄帝内经》中还记载了诸多神志病的病名，其中包含了情志方面的病名，如善惊等。总体来看，书中记载的皆为神异常状态的病理表现，临床若出现以下症状说明患者神的状况已然非常严峻，下一步的恶化很可能面临神不使而至疾病不愈的地步。病名有狂、痫、梦遗、不寐、善梦、心悸、薄厥、煎厥、暴厥、昏厥、昏惑、多寐、善忘、谵妄、谵言、妄言、不欲言、善言、善怒、善惊、善悲、思虑、善恐、善喜、善忧、心烦、懊侬、言善误、善太息、眩晕等。《素问·本病论》指出"一切邪犯者，皆是神失守位故也"，认为人受到病邪所困扰，皆是神失其所守的功用所致。这就要求人们平素需重视调理神明，以增强正气来抵抗病邪的侵犯。

2. 神志病与情志病的异同

《黄帝内经》以五神：神、魂、魄、意、志来概括感觉精神和意识思维内容，以情志：喜、怒、忧、思、悲、恐、惊来代表情绪、情感的主要活动，二者合称为神志，故《黄帝内经》的神理论亦可称神志理论。而因为"人有五脏化五气，以生喜怒悲忧恐"，我们可知情志位于五脏生成之后，为五脏精气所化生。若没有神、魂、魄、意、志这五神的参与，就不可能产生七情，故五神是七情的基础。情志功能分属对应的五脏。过喜、过忧、过悲等表现皆为情志之患，情志病的病位比以"五脏神"代表的神志病病位要浅，且相对容易治疗。若五脏神失去和调，则人的九窍、五官功能异常，相应出现幻视、幻听、癫狂、妄想、乱语等神志疾病的症状及一些躯体化的症状表现。

综上可知，《黄帝内经》神志系统是发源于本神，涵盖五脏神、五脏七情，依靠五脏、六腑协调运作的体系。在临床诊疗神志病过程中，首要明辨疾病是深层面的神志病还是浅层面的情志疾病。在上述《黄帝内经》神志系统理论的基础上，可知五脏神失调，导致认知功能出现异常的病症属神志病范畴；而五脏所代表的情志失调，导致喜、怒、悲、忧、恐等情志异常的病症属于情志病范畴。神志病包含了情志病的范畴，是一种广义的疾病，而情志病则是狭义的。

二

神异常的评估

对于神异常状况的评估认识，可以通过传达人体之外所形成的表象来观察到，《黄帝内经》要求医工要全面掌握察神观色的技巧，即望诊的运用。《灵枢·本神》特别强调"察观病人之态，以知精、神、魂、魄之存亡，得失之意"。而关于"神异常"的变化表现可分为四种。少神表现为精神萎靡，双目无华，面色惨白，疲倦无力，反应迟缓，行动消极，此为神气受损，多见于体质虚弱或轻病之人。无神的具体表现为面色无华，呼吸微弱，语言错乱，形体羸瘦，神昏谵语。此多因精气亏损严重而致无神。假神则大多出现在危重患者病情急剧转换的情形下，可见突然的意识清醒，眼神突然发亮，浮光外露，胃口大开，面色浮红。此为脏腑神气衰竭、余神外越的反应。神乱见于《素问·脉要精微论》"衣被不敛，言语善恶，不避亲疏者，此神明之乱也"，可见衣被凌乱，狂躁不安、言语混乱、不知礼节等表现，常作为癫狂等病症的诊断依据。

　　具体而言，判断神异常的依据如下。首先神通过人的双目、舌、肤色和举动表现出来。而双眼之神的变化是病变最敏感的部分，中医临床的望诊即要求医生注意明察患者的双目神态。人之神气，有意无意之间，流露最真。"神气云者，有光有体是也。"观察人双目神的变化，是最为直接地把握人体精气盛衰的望诊手段，临床以此来判断疾病的进展程度。《灵枢·大惑论》曰："目者，五脏六腑之精也，营卫魂魄之所常营也，神气之所生也……目者，心使也。心者，神之舍也。"《医述》云："人身五体，以头为首，首中有面，面中有睛，睛中有神。神者，目中光彩是也……以应五脏。"人的外在双目可以反映内在五脏之神的具体变化，所谓"有神"指的是目有光彩、神采奕奕，若有两目晦暗呆滞、目光虚浮、漂移不定、不敢直视等表象，皆说明无神。除了双目可以反映神的状态，舌也可以对神进行评估。因心开窍于舌，心藏神主导五脏，故舌象的变化可以反映整体神的状况。若舌色淡红，舌苔润泽柔软，即为有神；而舌体僵直，干枯少津，舌苔若地图，为少神或者无神的表现。此外，望人的面色亦是观察神的重要步骤。"色者神之旗也，神旺则色旺，神衰则色衰，神藏则色藏，神露则色露"。人体五脏分别对应了五色，且上表于颜面之中，故《素问·脉要精微论》有论曰："精明五色者，气之华也。赤欲如白裹朱，不欲如赭；白欲如鹅羽，不欲如盐；青欲如苍璧之泽……五色精微象见矣，其寿不久也。"个体面部肤色的明暗、荣枯、纹理均是衡量脏腑神气盛衰和生命长寿的评价标准。健康无病之人的面部整体色泽应是黄里透红隐于面的，面色为明润含蓄有光泽，眼神明亮。此为有神的表现。

　　脉诊与神也有着密切关系，脉象可以反映内在脏腑之神的状况，因神与气血相依，故仅仅诊察人体气血聚集的部位即可以知晓整体之神的情况。《素问·移精变气论》："欲知其要，则色脉是矣……夫色之变化，以应四时之脉，此上帝之所贵，以合于神明也。"手太阴肺经具有朝百脉、聚集水谷之气的功用，故诊断和观察其所在的寸口处的脉搏可以知晓人体全身的状况。《难经》云："寸口者，脉之大会，手太阴之脉动也……寸口者，五脏六腑之所终始，故法取于寸口也。"健康无病之人的脉象有力而不波动，从容和缓，不随着生理活动和外界的变化产生相应的改变。脉诊是否有神的标志是有无胃气，"人绝水谷则死，脉无胃气亦死……但得真脏脉，不得胃气也"。有胃气即可说明脉有神，无胃气则脉无力无神，而无神之脉也叫作真脏脉，是颇为危险的，其脉律无序，脉形散乱或虚大无根，"诸真脏脉见者，皆死不治也"。后世医家形象总结出釜沸、鱼翔、虾游、屋漏、雀啄、解索等真脏脉象来形容和辨别脏腑之气衰竭、精神衰败的状况。临床上除将望诊、脉诊作为主要观神方法之外，问诊和闻诊亦是不可缺少的，闻诊可以概括为听和嗅，听的是患者与医生交流发出的音声，嗅的是患者身体所散发出的味道，一般以声音为主，因声音与神直接相关。如谵语表现与"神昏"相关，自言自语、说错话、胡言乱语则代表"神乱"。而问诊则是由医生对患者进行问询，问诊的内容包含患者的职业、社会地位的变化及贫富的差距，因这些因素可以触发情志的变化，从而导致神出现异常，《素问·疏五过论》云："诊有三常，必问贵贱，封君败伤，及欲侯王。故贵脱势，虽不中邪，精神内伤，身必败亡。始富后贫……医不能严，不能动神。"

三

[神异常的病机]

人体有神，即神正常的状态主要表现为意识、思维、语言清晰有条理，两目有光，面色荣润，动作灵敏，此为精神充足、阴平阳秘的反应。《素问·生气通天论》云："凡阴阳之要……因而和之，是谓圣度……阴平阳秘，精神乃治。"在《黄帝内经》中，阴阳被赋予精神的意义在其中，神为阳、精为阴，阴阳（精神）的和谐可以维持人体之神的正常运转。故人体阴平阳秘的状态表现出神机潜藏于内、功用如常的意义。一般情况下，正气是否充盈是决定人体是否发病的主要因素，而正邪相争的过程即是得病的过程。首先人体正气有抗邪护本的作用，若正气虚损则邪气必然乘虚而入，即所谓"正气存内，邪不可干，邪之所凑，其气必虚"。而正气的力量又与神密切相关。《素问·上古天真论》云："精神内守，病安从来。"《灵枢·小针解》指出："神者，正气也。客者，邪气也。"正气的积攒依靠"精神内守"来保持内在之气的潜藏，如此邪气犯体时，方能起到安守在内、抗病于外的效果。药物和针灸等治疗方式在治病过程中仅仅是辅助作用，若患者平素十分重视精神养护，保存精血，即使患病也能在药物调理下做到药到病除，加之对医生治疗配合信任，则可获速效。

故神之病的机制即是人体之神虚弱或不产生作用，使得正气的力量不足以抗邪，此时病邪乘虚而入使人患病，而正气可以护佑人抵抗邪气和疾病侵袭。因神为正气，若神不守舍，则会使正气自伤无法抵御外邪。故养神为治疗"疾病"的基本原则。《灵枢·根结》中明确指出："用针之要……使神内藏。"《灵枢·本神》也提出："凡刺之法，先必本于神。"唯有人体之神完好无缺，才能脏腑坚固，邪不可侵。在治病过程中，患者为本，医生为标。若患者忧患不止而致"神不使"，不改变生活方式而只依靠药物和医生的治疗，则疾病难除。《灵枢·师传》特别提出："人之情，莫不恶死而乐生，告知以其败，语之以其善……开之以其所苦……恶有不听者乎？"体现了在治疗过程中，除了开具药方，医生还有向患者陈述利弊、劝导梳理其情绪的责任，如此才能调动患者的积极性以增加治疗的有效性。

具体来看，"神"之病的病因包含三点，其一为"精坏神去，营卫不可复收"，意思为人体精气和气血的状况十分虚弱，已然到了油尽灯枯的时刻。气血已不能承载和供养神机，所导致的后果就是"精气弛坏，营泣卫除，故神去之而病不愈也"。这是疾病发展的最坏阶段，患者的精气耗尽，大势已去，草木之药起不到任何作用，即使病气"先入结于皮肤"，医者也无药可用。相反若患者的神机尚存，气血未损，没有到败坏之地步，纵然是身有不适，抑或重症已至，也可采取各种方法来"得其治，守其数"而治愈。

其二为"嗜欲无穷，忧患不止"，指患者因为自身不当的行为而致神气损耗。《素问·上古天真论》云："今时之人不然也，以酒为浆，以妄为常，醉以入房，以欲竭其精，以耗散其真，不知持满，不时御神，务快其心……故半百而衰也。"说明因缺乏对健康的关心和爱护，肆意妄为，纵情任欲，导致神气衰退、涣散而病不愈。由此可见精神保养对防病治病的积极作用。若病患懂得养神护理，即使患病也可调度自身神气与药物协同、相配合起到积极良好的治疗作用。不受控制的情和欲在中医学文献里多被认为是负面的和引发疾病的原因，对人体内在的损伤极大，如《素问·阴阳应象大论》所述"暴怒伤阴，暴喜伤阳"，而过怒和过喜会分别对肝和心造成伤害。《灵枢·寿夭刚柔》中言："忧恐忿怒伤气。"《灵枢·百病始生》云："喜怒不节则伤脏。"这两处更进一步指出负面情志能扰乱气机与脏腑运转。《素问·痿论》云："思想无穷，所愿不得……宗筋弛纵，发为筋痿。"认为情欲的放纵会耗散心之精气，情欲的任意发展会破坏人体自然精神的正常运行，进而引发疾病。故针对如何控制欲望，《黄帝内经》提倡少欲，倡导安宁为养心神之要领，一方面要顺应天性的发展去追求对生活有利的欲望，另一方面则要重视克服不利欲望的延伸。

其三为《黄帝内经》认为神之病的病机与脏腑情志失常息息相关。情志可作为精神性致病因素，是导致神病的最重要原因。在诸多情志中，对于神影响最大的非忧虑、悲哀这两种莫属。《灵枢·本神》云："神有余则笑不休，神不足则悲。"情志对神的影响主要体现在以下几个方面。首先情志源于脏腑，一旦人的情志产生变化那意味着内在的脏腑气血一定有变化，如在气机方面，《素问·举痛论》说："悲则气消，恐则气下……惊则气乱……思则气结。"悲、恐、惊、思这四种情志变化为引发神之病的主要病因。悲则上焦不通，肺气消损；恐则肾气不升，反陷于下；惊则心神所主，气机耗散不藏；思则心存神滞，脾气留中不行。这说明情志的异常会引发数脏之病。对于异常情志来说，虽然病因是某一个脏腑气机的异常，但总的来说，心主五脏之神，情志的变化首先影响人的心神，而后对其他分属的脏腑气机产生影响。因心为诸脏之首，不良情绪首先会使心的功能失调。如《灵枢·邪气脏腑病形》云："愁忧恐惧则伤心。"《素问·举痛论》云："惊则心无所倚，神无所归。"《灵枢·本神》云："喜乐者，神惮散而不藏。"神之病还与情志刺激的强弱有着密切关系。脏虚与忧悲二者可互为因果，即脏气亏虚则神气不足而忧悲，而悲哀忧伤又会消耗神气使脏腑更加虚衰。如《灵枢·本神》所言："悲哀动中者，竭绝而失生。"《素问·调经论》也说："悲则气消，消则脉虚空。"说明悲痛哀伤会消耗气机，进而使脏气竭绝。《素问·举痛论》认为悲痛哀伤之时心系急，肺布叶举，故气郁滞于上焦，郁久化热消灼气机，则见脏气虚衰、神气失养之症。

四

“神不使”为治病不愈的缘由

神异常为病的最坏结果就是出现“神不使”的情况，一旦“神不使”作用于人身，那么就意味着疾病很难被治愈了。“神不使”首见于《素问·汤液醪醴论》：“帝曰：形弊血尽而功不立者何？岐伯曰：神不使也……岐伯曰：针石，道也。精神不进，志意不治，故病不可愈。”指出了治疗疾病效果不明显的缘由为“神不使”。张介宾对此有深入阐述：“凡治病之道……行药在乎神气。故治施于外，则神应于中，使之升则升，使之降则降，是其神之可使也。若以药剂治其内而脏气不应……此其神气已去，而无可使矣。”这段话明确指出中医治病无论是采取何种方剂，都需要人体内部之神的相应才能发挥对应效果，一旦神气不复存在，则任何药物也不能奏效，即出现“神不使”的情况。“神不使”可造成“精神不进，志意不治，故病不可愈”的结果。由此可见，所谓“使”的含义就是可以起作用，而“不使”显然就是不能再产生作用了。“神不使”即人体之神无法发挥作用的意思。决定疾病能否被有效治疗取决于“神使”还是“神不使”。人体一旦出现“神不使”的情况，不仅会加大治疗疾病的难度，造成疾病不愈，在无病的情况下，还会对脏腑生理运行和抵御外邪的功能产生负面影响，从而为未来患病埋下隐患。故如何使人体之“神使”是治疗疾病和养神延年的核心问题。

从上可以看出神不使之意有二：第一是患者的精神失常，志意不治，即患者的精神不能起到它在人体原本的效用了；第二是指神气涣散，阴阳濒于离决且无论何种治疗方法都不能使其发生反应。神气涣散的患者一般表现为精神上的颓废消极而缺乏配合治疗的意愿，严重者可呈现出对治疗方法毫无反应的结果。"神不使"的临床表现主要为失神，因神的状态可以通过观察外在生命现象而得出，故失神患者多有神志不振、面色无华、言语错乱等表现，另外还可表现为意志消沉、缺少信心和多疑多虑。有的患者因为内心害怕，被疾病击溃了信念，不能按时服药就诊。还有的患者表现出多疑多虑，对疾病的发展过分紧张，患得患失，慌了手脚之后盲目求医、胡乱用药。这种有病乱投医的行为极易导致药不对症，以致无缘无故地妄耗精神，损伤正气，严重影响正常的治疗康复。总之，在治疗疾病方面，神为内因，药为外因，治愈与否以内为主。

| 第四节 | 《黄帝内经》养神的释义

一

[养神的渊源]

《黄帝内经》养神的内容博大精深。养神也是养生长寿最为重要的行为，从古至今，善养生者尤其擅长养神。"养"之字的最初字形含义源于象形字，字义象征驱赶羊群，后来由篆体字演变为"养"字。"养"有养护、生养、调养、保养之义，趋向于一种保护的行为机制。而我们耳熟能详的"养生"一词则最早见于《庄子》养生主篇："文惠君曰：吾闻庖丁之言，得养生焉。"《淮南子》亦云"神者，生之制也"。从先秦文献中可窥得，无论是养生还是养神都强调对生命的维护保养。而养神作为养生最为重要的组成部分，并没有明确在《黄帝内经》中提出这一系统概念，仅仅有"养神者，必知形之肥瘦，荣卫血气之盛衰"及"阳气者，精则养神"等只言片语。但是《黄帝内经》所蕴含的与神相关篇章已然显现出对神的养护之意。首先，要从宏观上提纲挈领地体会《黄帝内经》养神的原则。其强调所有养护的手段要放在疾病未发之前，即未病先防，其养神的总纲领为阴平阳秘、顺应自然、恬惔虚无，故而精神乃治。其次，《黄帝内经》的具体养神方法从四时起居、睡眠、节欲、饮食、环境、心态、行为、情志，乃至导引、针灸、按跷无不涵盖。要从微观上明察秋毫地领悟《黄帝内经》养神的内容，其分布的篇章以《素问》部分为主，包括《上古天真论》《四气调神大论》《生气通天论》《阴阳应象大论》《汤液醪醴论》《移精变气论》《玉机真脏论》《灵兰秘典论》《八正神明论》《宝命全形论》《调经论》《疏五过论》《举痛论》《征四失论》。《灵枢》部分见于《本神》《本藏》《口问》《天年》《百病始生》《癫狂》《卫气》《顺气四时》篇章。

从养神主旨角度对《黄帝内经》相关内容进行划分和解析，可以发现在《黄帝内经》开篇最有分量的几个章节里，都把对神的养护、调理置于首位。如《素问·上古天真论》所论及的真人、圣人、至人、贤人四个最具有代表性的层次，均在精神修养上下足了养护功夫，其积精全神、志闲少欲的养神方法为后世奠定了理论指导基础。在《素问·四气调神大论》中，于四季之特征后引出系列养神之术，为人们如何在一年四季中把握作息起居指明了道路，虽篇名为调，但实则有养之义在其中，因每一个季节的精神保养原则之后皆有对其总结的部分，如春天为春气之应、养生之道也，夏天、秋天、冬天对应的分别为养长、养收、养藏之道。可见养为四季调神的根本宗旨，在保养原则之后可以看到若不遵从这些原则会造成什么后果，即逆而行之会如何，如违反春天的养生之法，则出现逆之伤肝，夏为寒变，奉长者少。这些疾病后果发生在不遵守养之道之后，足以说明《素问·四气调神大论》强调的是在疾病发生之前就采取保护手段，贯通一致地进行预防。这种防重于治的思想所保护的对象即为人体之神，故篇名虽为调神实则可以称为养神。换言之，养与调的区别体现在养为先，发于未雨绸缪之时，调为渴而凿井之举，两者的含义高下立判。再如《素问·阴阳应象大论》从情志过极伤脏（反面）的角度，《素问·灵兰秘典论》从主明则安（正面）切入，分别昭示了情志、精神的养护的重要性。《素问·宝命全形论》将对神的治理放在首位："一曰治神，二曰知养身……凡刺之真，必先治神。"提倡临床治疗要以"治神"为先，不仅认为治疗的过程中不采取调神方法是医生的过错，还强调个人若执行对精神的调养有利于疾病的治疗和康复。《素问·汤液醪醴论》亦载："形弊血尽而功不立者何？岐伯曰：神不使也……志意不治，故病不可愈。"强调治病的要诀在于对神的调养。《灵枢》诸篇中大多以精神受损呈现出来的负面结果来表达养神的缘由何在，可见《黄帝内经》强调神为人体生命之主宰，神健则疾病不侵，不足则易于致病，神伤则致死，对神的养护有利于疾病康复。

养神的内涵

具体到《黄帝内经》养神的范畴里，神的含义主要指生命的主宰和对于生命活动的具体反应，如面色、言语、四肢、脉象、双目等活动，此为广义之神。狭义之神指人的思维意识及情志活动。人体的生理活动在神的支配下进行。基于养神与养生之间的这种密切关系，应充分重视养神在养生中的影响，因此对其理论和方法的整理尤为重要。养神的具体概念是指通过调节人的情志状态来促进人的精神、心理健康，以达到形神协调、健康长寿的作用。《黄帝内经》养神理念非常重视调养人的精神情志。其养神方法中的行为都以神的养护为目的，精神上做到淡泊宁静和内心上追求乐观开朗是《黄帝内经》养神的本质目的。具体来看，《黄帝内经》养神的意义可以总结为以下几个方面：①减少非必要、不必要的精神外耗，并调畅身体的气血运行。②协调人体脏腑功能，以神守于内来加强防御机能，保护脏腑不受外邪侵袭。③使人的情志、思维活动做到平稳不乱，不会因重大情志刺激而引发内在疾病，能应对突发事件。④对已然发生的神异常状态进行调整养护，最终使其神可使，阻止病变朝着恶化、深入的方向发展。《黄帝内经》提出了相应的养神方法，养神的宗旨显示了对生命的关照，意义不可小觑。关于探寻与认识《黄帝内经》养神的具体方法，将在下一章进行讨论。

本章小结

　　总体而论，从《黄帝内经》中对于神的分类可以看出无论是神的自然属性还是人本属性，均反映了其对生命的殷切关照和人体生理心理的深刻表达。神的存在使人的血肉之躯与内在情感意识及外界自然建立了不可忽视的互根互用体系。通过对人体表象的观察可以得知内在之神的状态，神的异常状态可导致神志疾病的产生，其缘由与人体正气的强弱、外界环境变化及个人情志的状态有关。若神之病继续恶化，到了神不足、不使的地步，则不能继续保卫人体，无法发挥内在调节的重要功能，导致疾病不治。要对神进行养护调理，使神应于内而进行人体的自我调节，以达到自愈的目的。

第二章

《黄帝内经》养神理论的践行方式

| 第一节 | 《黄帝内经》养神方法分类

《黄帝内经》中蕴含着丰富的养神思想和方法，其养神的理论主要由以下几点组成。首先，《素问·上古天真论》开门见山地提出养神当遵从"守神""积精全神"之法，如此方能"形与神俱"。其次，还要对欲望进行控制，嗜欲不尽则不能做到"精神内守"。另外，《素问·四气调神大论》提出了关于季节和时辰养神的具体方法，在春夏秋冬的养生活动中均把起居作息顺应四时规律的原则置于首位。《黄帝内经》还非常看重情志养护对养神的整体作用，情志舒畅才能够保证人体"真气"顺畅地运行和精神内守。此外还采用大量篇幅叙述了针刺经络穴位对养护神明的重要作用，并记载了饮食的均衡节制可保障形与神俱，以及中央者当行导引之术来调理精神的观点，最后还提到了祝由术对神志的治疗调养作用。以下养神方法为上述几个方面的具体阐释。

一

[药物和针灸养神]

人体神的活动是由全身各脏腑之间的协调作用所产生。而神之病变的产生或由于某个脏腑的生理功能失调，抑或几个脏腑的情志间产生了不良反应，具体来看过度忧愁会损伤心脾，使气血内虚，神失所养，常见失眠健忘、乏力不安等症状。对应的治疗方法则大多采用宁神降气的方剂来进行调理。在《黄帝内经》中记载了采用生铁落饮来治疗心悸、狂躁、暴怒、不安等神志疾病。《素问·病能论》云："帝曰：有病怒狂者……治之奈何？岐伯曰……使之服以生铁落为饮。夫生铁落者，下气疾也。"后世医家对此进行了发扬，代表中药方剂为归脾汤和天王补心丹。除此之外，若出现五志过极、心火妄动，从而灼伤神明，可见情绪易怒、耳鸣头昏、失眠多梦等症状，临床多选择酸枣仁汤或者黄连阿胶汤来清热滋阴，宁神安志。肝气郁结容易导致情志郁结，时常唉声叹气，宜疏肝解郁，临床多选用逍遥散来调理郁结的情志。而脾失健运，化生痰饮，积聚上行，可使头重脚轻，胸脘痞满，扰乱心神。此时应化痰宁神，健脾除湿，选用温胆汤或四神汤。

除了药物的使用，还离不开针刺经络的治疗。人体的经络错综复杂，具有运输精微、疏通营卫、协调阴阳、保养精神的作用。《素问·至真要大论》曰："疏其血气，令其调达，而致和平。"《素问·调经论》曰："神有余，则泻其小络之血出血……神气乃平。神不足者，视其虚络，刺而致之，刺而利之，无出其血，无泄其气，以通其经，神气乃平。"《灵枢·经脉》云："盛则泻之，虚则补之，热则疾之，寒则留之，陷下则灸之，不盛不虚以经取之。"由此可以看出，经络调理的原则为"泻其有余，补其不足"。《黄帝内经》明确提出"神有余"应采用放血疗法来泻多余之气，"神不足"则疏通经络，修复正气，可调和营卫、安和五脏、补益神气，最终达到形神平调、形神和合的作用。采用针灸治神时不外乎泻实补虚，疏通气机以使脏腑恢复藏神的功能。如《素问·宝命全形论》强调针刺治疗理念以"治神"为尊，"凡刺之真，必先治神"。《灵枢·根结》亦指出用针的要诀，在于调和阴阳以藏神于内。《黄帝内经》采用诸多篇幅对如何在针刺中"治神"进行了讲解，并对不同体质与得气表现的关系做了探讨，可见《黄帝内经》对于神之病的治疗已有相应的可靠疗法。

二

精神内守

　　调养精神首先需要守神，即不损耗精神，使其向内收敛。"精神内守"指自我约束行为，自我控制意识和思维活动，自我调节精神状态，使精神身体与周围环境保持和谐。"精神内守"的核心理念是要使大脑处于一种无欲无求的清静状态，在日常生活中做到用神有节，不做无谓的耗神行为，"静则神藏，躁则消亡"，达到一种心理上平和、淡泊的状态，神气内敛于心，精神内守不外散。精神内守是从心理层面上对个人的需求进行约束，让人不过分追求名利，保持稳定的思想和情感，主动去顺应自然环境的变化，是保障心理健康和谐的重要条件。现代人所处的环境易受到各种七情五官上的刺激，使心神躁乱，气血妄行，耗散五脏所藏之精，从而使寿命缩短。因此，心神的稳定宁静是身心健康的重要前提。淡泊对名利欲望的追求，减少思虑担忧，即为恬惔虚无的心理状态，这种清静的心境有利于存神气、养正气。

　　调养精神其次需要调节自身与周围的环境趋于和谐。"精神内守"的含义指的是一种自我约束行为、自我控制意识和思维活动、自我调节精神状态的概念，使精神、身体与周围环境保持和谐。"精神内守"的核心理念是要使大脑处于一种无欲无求的恬惔清静状态，这种"恬惔虚无"的态度，王冰对此解释为"静也"。静指的是把外散的神内敛于心中，即是守神，这样身体就会处于一种稳定、平衡的状态，气血运行畅通无碍，精神充沛饱满，身心自然不会受到病邪干扰。对于守神，还有一层意义就是要懂得节制，《素问·上古天真论》尤其倡导"志闲而少欲"，并以此来指导养神行为。人均有七情六欲，正常的需求得到满足和情志的自然反应会使人的内心感到快乐和舒适，但如果太过的欲望得不到实现，就会扰乱情志的平衡，从而影响脏腑的功能运转。对于日常生活中易产生的多余欲望需求，要做到自我控制和约束，将注意力转移到人体内在而不是停留于感官的刺激。精神充沛饱满，身心自然不会受到病邪干扰。总之"精神内守"强调对精神的内敛保留，以及自我控制以防止其外散。

三

顺情理志

　　情志指的是喜、怒、忧、思、悲、恐、惊七种人们每天都要经历的情感活动。这七种情感活动对应了人体的脏腑。《素问·阴阳应象大论》曰："人有五脏化五气，以生喜怒悲忧恐。"具体而言，心之志为喜，肝之志为怒，脾之志为思，肺之志为忧，肾之志为恐。五脏各代表了一种情志，正常的情志反应不会引发疾病，但是超过限度的情志如精神刺激和过度喜怒反应都会使气血失调，经络运行紊乱，从而导致疾病。《素问·痿论》曰："肺者，脏之长也……有所失亡，所求不得，则发肺鸣……悲哀太甚，则胞络绝……数溲血也。"说明肺之悲过激则便血。《灵枢·本神》也对情志过于喜乐狂妄的后果进行了明确说明："肺喜乐无极则伤魄，魄伤则狂，狂者意不存人，皮革焦，毛悴色夭。"由此可见，过度的情志会直接作用于脏腑功能，并扰乱心神运作，导致身体气机升降失调，出现"怒则气上，喜则气缓，悲则气消，恐则气下，惊则气乱，思则气结"之说。以怒为例，怒伤肝，使人体气机直冲而上逆行，引发头痛、目眩等反应。调和情志是一种主动的养神实践行为，人在意识和学习到七情过极会对五脏和心神造成伤害后，可以有意识地去控制自我情绪，如果过度的情志发生了，也可以去进行一些有益的调整，应该注意调控自己的情志，拓宽个人胸襟，乐观对待所发生的一切，经历不如意的遭遇应及时排解不良情绪，合理地调摄情志，才有利于精神的养护，过激的反应会损耗神气甚至会为未来得病埋下祸根。

对于情志的调控还可通过情志相胜的方法来具体实行。中医学五行理论中，木、火、土、金、水存在相生相克关系，且分别对应了人体的五脏，即肝、心、脾、肾、肺，而五脏又有各自所代表的情志，故这些情志之间同样具有生克关系。当一种情志太过或不及时，运用另一种情志去进行中和纠偏的方法称为情志相

養神理论与防治抑郁应用探究

黄帝内经

胜法。此法可以迅速有效地治疗情志失调所致的心理疾病。情志的具体克制关系为悲胜怒，怒胜思，思胜恐，恐胜喜，喜胜悲，情志过激会伤及对应脏腑，对此可以运用相胜的情志来进行调理；当一种情志过激产生伤害脏腑功能的负面效果时，要采用能胜之的另一种情志去进行中和治疗，达到平和气机、通畅营卫的效果，从而减少或治愈因情志引发的心理疾病。比如有人容易多思多虑，在其思虑过度后，可以故意以事端激其发怒，因多思虑的人容易气结，怒会使气机向上运行，怒胜思，思后之怒可以达到平衡情志的效果。

四

顺时养神

《素问·宝命全形论》曰："人以天地之气生，四时之法成。"非常鲜明地提出了天人一体的整体观点，并且进一步阐明了人在养生方面应当顺应自然的阴阳规律变化来调理自身。《灵枢·本神》曰："故智者之养生也，必顺四时而适寒暑。"《素问·天元纪大论》云："夫五运阴阳者，天地之道也。"认为阴阳之道只有在"阴阳平和"的和谐状态下才会稳定，寿命才能长久，这也是指导中医养生学的总方针。

《黄帝内经》中专门用"四气调神大论"来阐述如何在四时中调养人的精神，四季的更替变化与人体的生理特点息息相关，四季虽然特点不同，但是归根结底，对于调神的诀窍可以概括为一个顺字。"必顺四时而适寒暑",唯有顺应四季阴阳变化特点,精神才会平和。《素问·四气调神大论》按照春、夏、秋、冬四季相对应的生、长、收、藏的特点与气机的春夏升浮、秋冬降沉变动,来指导人们进行精神活动的养护。春天代表"生发",五行属东方木,与人体的肝脏相呼应,万物在初始之春时均准备生根发芽,故人也要与之适应,不要轻易发怒,保持精神的乐观和调达。夏天象征着繁盛,自然万物的生长尤其明显,情志也应乐观愉悦,有利于宣扬气机。秋天为"收",万物成熟收获,人体要顺应秋的肃杀特性适当收敛神气,使情志平静安宁。冬天代表"藏",人的情志在平时应该做到"使志若伏若匿,若有私意,若已有得",即以潜伏神气为主。总之《黄帝内经》四季调神的宗旨在于使精神平和,指出了人应根据四时之气的变化来调摄个体情志和心理状态,保持情志变化与节气的特点同步,遵从适时才有助于心神宁静。这有助于形神的统一,利于身心健康。若违背人与自然这种同气相求的相互融通关系,则不利于健康。因此,《黄帝内经》一再强调:"逆之则灾害生,从之则苛疾不起。"

五

饮食养神

我们依靠每天的饮食来为身体补充营养。饮食行为的目的并非仅仅填饱肚子,更有祛病延年的功效,而不当的饮食能对健康带来极大隐患。如《素问·上古天真论》曰："上古之人，其知道者……食饮有节……故能形与神俱，而尽终其天年，度百岁乃去。"掌握了饮食的规律，做到餐餐节制是形神共荣、健康长寿的条件之一。《素问·生气通天论》云："阴之所生，本在五味；阴之五宫，伤在五味。"唯有掌握适合的饮食规律，方能恰当养神，饮食失调则能对人体之神造成损伤，故平素应在饮食方面有所搭配。《素问·脏气法时论》云："五谷为养，五果为助，五畜为益，五菜为充……以补精益气。"充分体现了《黄帝内经》关于均衡饮食、不偏不倚的深入认识。若偏食则会伤神，出现情志的异常。《备急千金要方·食治方》对此注云："食谷者则有智而劳神，食草者则愚痴而多力，食肉者则勇猛而多嗔。"饮食种类的搭配需要均衡选择，吃多少也是一个需要注意的问题，如《灵枢·淫邪发梦》曰："甚饥则梦取，甚饱则梦予。"可以看出饮食不能过量，要把握住度。因此，合理良好的饮食习惯可以养神。

此外，不同饮食性味具有对脏腑之神调理的作用。《灵枢·五味》云："五味各走其所喜，谷味酸，先走肝；谷味苦，先走心。"《素问·脏气法时论》更加具体地指出："肝主春……肝苦急，急食甘以缓之。心主夏…… 心苦缓，急食酸以收之。脾主长夏……脾苦湿，急食苦以燥之。肺主秋……肺苦气上逆，急食苦以泄之。肾主冬……肾苦燥，急食辛以润之。"人体各个脏腑与饮食性味之间彼此联络，饮食五味影响对应的脏腑。根据饮食养神的原则，饮食性味应与对应脏腑、季节一一对应调和起来，通过饮食调配，纠正脏腑五行之间的偏颇。《素问·宣明五气论》

曰："味有所藏，以养五气，气和而生，津液相成，神乃自生。"开宗明义地提出若脏腑失调导致神的异常，需根据性味归经进行饮食上的相关调理。此外，在饮食的浓淡选择上，《黄帝内经》还强调饮食五味淡则调神，浓则伤神，五味中的某一味偏嗜过量会引发对应的脏气随之偏胜，如《素问·五脏生成论》述："多食咸，则脉凝泣而变色；多食苦，则皮槁而毛拔；多食辛，则筋急而爪枯；多食酸，则肉胝䐶而唇揭；多食甘，则骨痛而发落。"鉴于此，故在日常生活中应注意饮食的搭配、饮食的量及总体的浓淡口味。这对神的养护至关重要，也是一种行之有效的调养方法。

六

祝由调神

祝由之法源自《素问·移精变气论》"余闻古之治病，惟其移精变气，可祝由而已"。祝由主要针对患者的情志问题进行治疗，同现代的心理学疗法有异曲同工之处。"祝"也作"咒"，是告诉的意思。祝由即为告知发病的缘由。祝由是通过语言技巧开导、调动患者的注意集中点和增强患者的自信正能量等方法，来转移患者对于疾病本身的关注，调理和舒缓其精神，使患者精神内守以改变气机运行来治愈疾病的疗法。在运用祝由法治疗疾病时，祝由医师会强烈暗示他可以与一些"神秘的自然能量"进行沟通以取得患者的信任，然后深入地同患者进行交流，了解他们的内心世界所思和病灶所在，给予患者正面的支持，使他们坚信自己可以战胜困扰，鼓励他们将压抑在心中的想法主动地倾诉出来，达到转移患者注意力和放松精神的目的，使之心悦诚服，增强他们的自信心，从而使负面情绪和情志压抑得到释放和舒缓，直至转换为积极向上的正面能量而病气自消。

《黄帝内经》在治疗疾病上注重以人为本，将患者作为被认知的对象，主要通过语言上的交流来与患者进行对话，了解患者情况后循序渐进，应用行为治疗达到水到渠成的疗效，在不自觉间解决情志、心理和身体上的问题。情志类疾病患者在受到某些突发情景刺激后会在心中留下深刻阴影，以至于不能再次承受相同的刺激，往往反映为长久的逃避且情绪上日渐消极。对于此类患者，多采用行为疗法来引导患者直面病根，具体表现为医者在了解患者病情后反其道而行之，偏偏运用患者不敢面对的行为来刺激其产生条件反射，从而治疗患者，帮助其减轻负面情绪和精神压力，使其直接面对问题而不是去逃避。《儒门事亲》中记载了张子和曾治一患者，该患者突然听闻响声就会受到刺激且晕厥不起，终日郁郁寡欢待在家中。但张子和偏偏用声音来治疗该患者，采用木头相碰撞发出由低到高的声音来使患者的听觉逐渐与之适应。此举令患者放下了对声音的恐惧之感而痊愈。这正是通过使患者明确病因来恢复和培养患者的自信心，医者当面反复应用患者所恐惧的、不敢见、不敢闻之事物，帮助其战胜恐惧和消除刺激，切断事物与患者的精神联系，达到恢复健康的目的。

七
睡眠养神

《黄帝内经》养神还十分重视睡眠的作用。个体形神协调的维持离不开良好的睡眠。睡眠质量的评估与睡眠的时间和时限、睡眠的环境和睡姿几个要素有关。首先是睡眠的时间。经过长期的实践，我们的先人总结出"日出而作，日落而息"的作息安排，此外《黄帝内经》天人相应的认识，对具体睡眠时间提出了细致要求。如《素问·四气调神大论》明确提出了四季的具体养神措施：春三月"夜卧早起"，夏三月"夜卧早起"，秋三月"早卧早起，与鸡俱兴"，冬三月"早卧晚起，必待日光"。养神需要充分的睡眠，《黄帝内经》首次指出了睡眠与神之间的关系，并给出了一个入睡、起床的时间范围。关于何时入睡与睡多久的问题，《灵枢·大惑论》云："阳气尽则卧，阴气尽则寤。""人卧血归于肝。"《黄帝内经》认为人在躺下呈睡姿时，全身的血液会归于肝脏，而肝脏的子午流注时间是子时，即 23 点到第 2 天凌晨 1 点，故最佳的入睡时间就在子时。这就要求人们在晚上 11 点前上床入睡，且在午时（11 点到 13 点）最好也可以小睡一觉，因一天中 12 个时辰中的子时和午时所代表的含义为阴阳交替之时，为人体经气"合阴"与"合阳"之时，故子午觉的睡眠质量决定了人体阴阳是否调和。

至于睡眠时长的分配问题，因《黄帝内经》相关篇章只给出了诸如早卧早起的训诫，并未有明确时间约定，后世医家在《素问·四气调神大论》的基础上有所发挥，提出："凡睡至适可而

黄帝内经

养神理论与防治抑郁应用探究

64

止，则神宁气足，大为有益。多睡则身体软弱，志气昏坠。"认为睡眠时间应适可而止，不能嗜睡或少睡。现代研究也认为，人的最佳睡眠时长是一天 8～9 小时。睡眠不仅要关注时间还要留意周围黑暗的环境所带来的影响。后世医家根据《素问·四气调神大论》中睡眠养神作息理论有所发挥，在睡眠环境、睡眠姿势上提出实用见解，与之有异曲同工之妙。《真西山卫生歌》亦云："默寝暗眠神晏如。"《云笈七签》云："夜寝燃，令人心神不安。"《景岳全书》谓"神安则寐"。指的是睡眠时没有骚扰安眠的光线，可以做到神守其舍，不受明亮外物所影响。这要求人在选择睡眠环境时要注意光线的明暗，尽量不要在明亮的有灯光的环境中睡觉。关于睡姿对睡眠的影响，《备急千金要方·养性》提出："屈膝侧卧，益人气力，胜正偃卧。"认为侧卧位睡姿能补益体力，是最佳的睡眠姿势。因此，情志与睡眠的关系体现为神安则入睡状态佳，"寤则神栖于目，寐则神栖于心"，心静无欲方能安然入睡，神静则寐，神动则醒。

八

静坐导引

《黄帝内经》养神还运用动静结合的方法来调理精神，最为常见的是各种导引功法。各类导引功、静功虽在练习方法和姿势方面存在些许差异，但是效果大多相同，均结合了意识、呼吸、动作，以意领气，以气运身，神气相合，讲究"呼吸精气，独立守神，总以"静以养神，动以调形"为纲。与养生的概念一样，导引一词同样首见于《庄子》"吹呴呼吸，吐故纳新……此导引之士"。《素问·异法方宜论》中对导引记载为："中央者……其民食杂而不劳，故其病多痿厥寒热。其治宜导引按蹻，故导引按蹻者，亦从中央出也。"王冰对此阐释为："导引，谓摇筋骨，动支（肢）节。"将导引解释为活动四肢、疏通筋骨的运动。张志聪对其注解言："导引者，擎手而引欠也。"此处"引"代表吸气，"欠"为呼气，"擎手"是指高举手，整体含义为伸展双手进行呼吸。

《黄帝内经》所提及的导引总以静为尊，故《内经》云："静则神藏，躁则消亡。"《素问·生气通天论》曰："清静则肉腠闭拒，虽有大风苛毒，弗之能害。"这种清净虚无的处世态度就是在心理上减少妄想，不依附外物，在行动上不妄为，调神养生，清静为尊，心神安静，无所欲求，则运行平稳，神明内守，情志顺畅，邪不可侵，自然不会受到疾病困扰。反之，若内心执着于外物，受到各种诱惑扰乱，则会导致内心躁动，神明外驰，心神不宁，进而脏腑气机紊乱，气血妄行而百病丛生。以静养神为指导原则进行舒缓运动，使人在虚静的同时，"静则动，动则得"，保持适度的运动，进而使身心俱安。以《黄帝内经》为指导的各种导引养神法均强调调身、调心和调息的作用，追求心神意守身体的部位，促进全身气血运行畅通。静坐导引是运用内观方法来探求个体的内心活动世界，它反映主体反观内倾的思维活动。内倾性思维在养神的修炼过程中体现在锻炼方法上。《黄帝内经》养神的实践过程与方法不一，但是都有着共同的特质即"三调合一"，即调身、调心、调息。调身通过对姿势的调整使人精神放松，排除杂念，为后续的调心和调息做好准备。如各种站式导引功法都有起势动作，包括站功中的自然式、抱球式等，坐功中的盘膝式。调息即呼吸吐纳的技术，《类经》言"守息则气存，气存则神存"。它是《黄帝内经》养神中最重要的一个环节，通过意守不同的位置然后控制呼吸的节奏达到调和气血运行的目的，是一种顺其自然的呼吸方法。养神功法中诸如六字诀、胎息法、听息法、内视法等皆属此类。

在具体修炼过程中，要求动作柔和缓慢，肢体伸展舒畅，实则为"静与虚"的修炼境界。以传统导引功法六字诀为例，它通过调节意念和呼吸吐出的声音来对五脏进行锻炼。主要采用腹式呼吸法、挤呼吸法及提肛呼吸法进行调息，通过"意念"调息的实质是内向性思维方式的运用。而调心是通过精神意识来控制活动，做到集中意念使内心平静。以气驭神的方法包括存思、止观、内视等多种静坐方法。无论是导引功还是静坐法都是对神的养护，在动与静中寻找一个平衡点。在生活空闲之余可以通过练习一些气功和导引的方法来安心定神。导引气功是一种通过有意识地调整念头和呼吸加以站、坐、卧的姿势，或静或动的自我修习，减少内在思想之担忧和外在事务之纷扰，以达到使精神放松入静和宁心安神自愈目的的功法。现代生物学研究发现，导引和静功具有放松和修复大脑皮层细胞、减少负面情绪影响的功效，故气功导引方法广泛适用于现代心理和精神类疾病的康复和治疗，如抑郁症、焦虑症、强迫症等。

一

[以调控情志为手段]

情志异常可作为精神类疾病的致病因素，是引起症状的重要原因。《素问·玉机真脏论》云："忧恐悲喜怒，令不得以其次，故令人有大病矣。"情志对抑郁症状的影响主要体现在以下几个方面。首先情志源于脏腑，一旦人的情志产生变化，就意味着内在的脏腑气血一定有变化。如在气机方面，《素问·举痛论》指出："悲则气消，恐则气下……惊则气乱……思则气结。"悲、恐、惊、思这四种情志变化为引发疾病的主要病因，悲则上焦不通，肺气消损；恐则肾气不升，反陷于下；惊则心神无所主，气机耗散不藏；思则心有所存，脾气留中不行。这反映了过度的情志导致人体内气机逆行紊乱停滞的情形。《灵枢·本脏》指出："志意者，所以御精神，收魂魄，适寒温，和喜怒者也……志意和则精神专直。"指出神可以辅助人体来适应外界变化，调理情绪波动，保障生命健康。神一旦失去主宰情志的作用，就会危及健康。对异常情志来说，虽然病因是某一个脏腑的异常，但总的来说是由主五脏之神的心来主导的。人的精神情志变化不仅体现了对外界刺激各异的心理反应，而且健康的精神可以帮助人体抵御疾病。若情志活动异常紊乱会使机体阴阳失调，气机运行紊乱，从而引发疾病。如《素问·疏五过论》有言："精神内伤，身必败亡。"故精神的调理养护对健康意义重大。心神为五脏六腑之大主，因此情志的异常变化首先对心造成损害，而后会继续波及其他分属脏腑。由于心统摄全部的精神活动，故养神须以心为首，养神途径主要从心灵上保持心境坦然，进而达到修性怡神的境界。

二

以养生防病为目的

　　养生即用保养、调养、护养等手段、措施来延长和维护生命，保障健康。其本质目的是维护人体健康，远离疾病威胁，使个体的寿命充分延长。中医养生学以《黄帝内经》为理论来源，认为神主宰人体的功能，将养神放在养生之首。"心者，君主之官……主明则下安"即是此谓，突出了心神主导一切的特点。心神宁静，则脏腑生理功能正常，气血运行通畅。平静祥和的心境会使精神内敛，精气充盈则病邪对人体无从下手。《黄帝内经》专门在"四气调神大论"一篇中详细阐述了如何顺应四个季节来养护精神的具体途径。

　　在《黄帝内经》理论中，神是人体生命活动现象与精神意识现象的总体概括及其统领。五脏六腑、九窍百骸均藏有神。神是主导人体生命运行的核心因素，也是生命存在的重要象征所在，"出入废则神机化灭"。神作用在人体表现为精神、觉知、思维、情感等生命活动，人的面色、动作、脉象、情感、声音等无不受到神的支配，所以人一生的生老病死、喜怒哀乐等活动行为均受神的支配管理。神足则体强身健，"得神者昌"，昌为昌盛之义，人体之神充盈旺盛，可使营卫通畅，外防邪气，内固精气，脏腑活动正常，与自然规律呼应，最终可以养生延年。而神弱会致百病丛生、行动缓慢。神不使则疾病治疗效果差，气血瘀滞，百脉壅塞，人体不能适应自然变化和抵御邪气侵扰，易衰老、易得病。神是权衡健康的重要元素，不仅主宰人的生命存在，还主导人的健康状况，因此养神在养生保健的过程和指导临床治疗中的作用非同小可。

三

以神形合一为基础

《黄帝内经》指出，人体生命形成的根本条件取决于神与形的存在，神形合一，人的生命才得以维持。《灵枢·天年》说："何者为神？岐伯曰：血气已和，荣卫已通，五脏已成，神气舍心，魂魄毕具，乃成为人。"形与神两者共同构成了生命的基础。《类经》曰："人禀天地阴阳之气以生，借血肉以成其形，一气周流于其中以成其神，形神俱备，乃为全体。"《黄帝内经》在阐述形神关系中，尤为重视神的主导作用，粗守形，上守神，高明医工方能窥得守神之道。又《素问·刺法论》曰："补神固根，精气不散，神守不分。"人之神与躯体的初生、发展、消亡是同步的。对于神的养护，可通过对血肉之躯的调养达到目的，养形即可养护神明，体现了形体养护对神的保护作用。

在此基础上，关于形神两者关系正如张介宾《类经》所阐释："形者神之体，神者形之用；无神则形不可活，无形则神无以生。"从这可以看出，形神两者之间关系提炼概括为一句话就是"神乃形之主，形为神之体"。两者须臾不可分离，彼此之间是相互接纳、互生互用的体用关系。故一方面，形为神的承载，"养神"当以"养形"为基础来展开。另一方面，形体需要神来主导，人的情志、心理若出现问题必然会影响到血肉之躯的运作。故形神和谐是心身健康的基础。具体而言，身体是构成人生命的基本部分，包括骨骼、血肉、组织、脏腑、营卫等，也是神明所寄托之处和产生精神行为的根本条件。故对形体进行养护就是在保护精神，全形可以全神，故"生之来谓之精，两精相搏谓之神"。当新的生命机体初生，其神也就相应而生。《素问·上古天真论》也肯定了"形体不敝，精神不散"的观点。五脏六腑的职能在神的支配作用下彼此协调，能保证人体正常生理活动，形与神两者彼此依存，且同人的健康寿命息息相关。两者紧密结合方能维护健康，形体的健康状况能影响到精神的状态，反之，精神的变化也会带来对形体的反向影响。又因"形为神之基"与"神为形之主"的两者关系，我们更应该重视养护精神以求身体的健全。健康的精神是人体生命活动的保障，形体又为神之载体，所以形神之间的功能有密切联系，相互影响且密不可分。

以人生超越为追求

　　《黄帝内经》养神除了防病养生的目的外还有更高层次的追求，即人生超越。在《黄帝内经》养神理念中，心并不单纯被认为是一个肉体器官，而是与心神、精神等观念相联系起来的。心在静态下，在超越形的同时可与神取得联系，从理论上推而可知，养神理论中神的具体内涵在现实中，总是展现为精与粗两种不同形态，至精者为精，最粗者为形。这里的神侧重于形而上的表达，而形则分属于形而下或物的层面，物中之精，又可以通过精益求精的功夫与神相呼应。在神与气的密切关联中，神所表达的是气的基本形态。这并非将气实体化为基本形态的表述，其目的一方面是肯定两者的一体贯通性，另一方面是对现实保持自觉性。因缘于人认知上的"私欲"，故在日常生活中有了"索取"的价值观念；而在内观条件下即"神藏于内"的生命状态下，虽然物与物之间还会被"欲望"掌控，但在其思想中，同时蕴含对"物、形"的超越和豁达精神以超脱物欲。

　　从《黄帝内经》养神理念的思维角度出发，神的存在及养神行为的意义是以不损害个体自身的健康为评判标准，一旦达到健康的状态就意味着可以有资格去追求更深层次的目标。首先对"物欲"的偏取会成为对人追求本然真性的阻碍，而要获得健康必须突破这些阻碍。无论是人还是万物，精神的健全以"各适其性"为具体内涵。对人最为相关的是其对"自然人性"的阐发及对矫饰的排斥。而这种矫饰，源自"成心"的偏取。这种偏颇最终呈现出混乱的现象。而在任随其性游离的"自由""自在""自我"的生命形态中，表现出对俗世的超越，从而在更高的境界上重新揭示精神与物质的关系内涵。宛如《素问·上古天真论》中所阐释的"真人""圣人"之称谓，他们关注的是如何心守于神，形神冥合同一，最终实现精神境界的超越，从而达到超脱自由的境界。这种超越的态度与传统文化中佛家所倡导的理论颇为近似。佛家强调清静养心，认为人的真心本就是清净无染的，只是受到了外在环境的诱惑和干扰才会杂念丛生以致生病。本土化的禅宗还提倡通过"禅定"来止灭念头，收心养心。《景德传灯录》曰："对境心常不起，因病得闲殊不恶，安心是药更无方。"认为心安是治病的良药，调养好心性则身体自然无病。

由此可以看到，《黄帝内经》养神内容中"精神"的具体内涵。人的"精神"是涵盖了思维、觉知、意识、情感等的生命活动，其具体内容涉及知识、道德等诸多方面。"精神"生理功能的概念还注重内涵的升华，与"人生境界"有所关联。人生境界是根据对人生意义之认识和体验不同而产生，是人对存在形态的反思和评价。显然这种反馈并非依靠生理范畴就能获得，而是更多地通过"精神"方式去探寻。不同人的具体存在形态之间，存在对提升生命境界的内在诉求。对"物和形"的超越意义，同时意味为精神上"心境"的获得提供凭借。这丰富了《黄帝内经》养神理论的表达形式。

　　人体之神的状态会直接影响身体的健康，养神不仅是认识自我与自然关系的主要方式，亦是疗愈疾病、追求健康的手段。重视调摄精神应做到守神内敛，不使其外耗。养神的基本思想，即强调恬惔虚无，精神内守，顺应自然，不妄作劳。《黄帝内经》养神理论指出人们应当顺从自然规律，调理情志、宁神守心来保持健康，即使患病，也因神未伤而易于治愈。人体之神的状态会直接影响身体的健康，养神的方法分别有药物和针灸养神、精神内守、顺情理志、饮食调神、睡眠养神、祝由术、静坐导引等。现今社会高速的生活节奏和日益增长的各种压力给人们带来的不仅有不易察觉的精神隐患，影响人的精神心理健康，还会导致神的不全不使，从而减弱和影响治疗效果。以《黄帝内经》为代表的中医养神理念强调不治已病而治未病，不治已乱而治未乱，一方面直接说明养神的目标是未病先防、养护身心，另一方面体现出病为本、医为标，而养神之法又为本中之本，运用好养神的原则和方法可以有效预防疾病的发生，做到未雨绸缪、防微杜渐，避免渴而凿井的情况出现而一发不可收拾。

第三章

《黄帝内经》养神理论的当代意义

《黄帝内经》养神方法与健康生活方式的关系

一

［生活方式的概念］

WHO（世界卫生组织）在 2006 年的研究报告明确提及，在整个生命中，一个人的生活方式和他自己的行为会对个体的健康产生接近 60% 的影响。这说明人们后天形成的生活习惯和生活行为对自我健康起了决定性作用。生活方式包含人体生命活动层面及人的生活与周围环境交互两个方面，生命层面和生活层面两者互根互用，生命层面是对生活的总理解，生活层面反映了生命层面的内涵，两者表现为人与各种事物的关系和活动的展开，其基础在于个体生命功能正常的运作，并依靠主体每一天所执行的潜移默化的生活观念，以个体的日常生活中所运用的技能、技术为体现来展开。每个人的生命层面和生活层面的不同侧重构成了多种多样的生活方式。换句话说，每个人的生活方式都是一种不可被复制的独特存在。

1999 年，WHO 将个体生活方式描述为一种防范疾病风险、有助于人们提高生活质量的行为方式。从这个角度去看，生活方式一般是指人受社会环境和文化环境影响，在日常生活中所进行的行为活动。其具有两层内涵：首先以生命演化表现为生、长、壮、老、已推动力的过程演化。其次表现为生活观念、生活技能与生活规律的有机整体。生活观念体现为行为表现，生活技能即行为实践，生活规律是总结。观念、技能和规律共同组成了一种趋于稳定的行为方式。这就是生活方式的定义。

二

健康生活方式的内涵

作为一种复杂多变的行为模式，健康生活方式的定义需要符合个体的状况及周边的环境，健康的生活目的是保障人的健康状态、减少生病概率。而不良的生活方式是指个体日常行为对其健康造成了危害，这种危害不一定是当下显现的，而是会造成长期不良影响，即当下的不健康生活方式为以后患病埋下隐患。其内容具体包括：饮食不节、嗜烟酗酒、起居不节、休息不足、精神紧张、多思多虑、缺乏运动等。我们个人的生活方式是引发精神类疾病的诱因。现代医学研究表明，个体可以通过改变之前不良的生活方式来使自身的疾病自愈，如通过禁食高糖分、高脂食物，改变久坐不动、错误的睡眠时间和方式，以及戒烟、戒酒等，来制约大部分精神类疾病的恶化和促进80％的慢性病康复。

2016年，世界卫生组织把"合理饮食、戒烟限酒、适当运动、心理平衡"四个要素称为"健康基石"。每个人的健康状况与寿命取决于他自己的行为方式，健康的生活方式包括认知、情感、个体活动等，个体的生活习惯与个体的健康状况有着密切关系，而健康生活方式的内容则包含人们对方式与行为的选取及落地应用，如膳食、锻炼、管理情绪、睡眠、戒烟限酒都是健康的生活方式中的重要组成部分。龙海玲更进一步地补充了 WHO 所指出的健康生活方式就是每个人日常的生活作息规律及习惯、爱好。规律运动、充足睡眠、饮食选择健康等，看似微小，实则影响人的健康。周然通过调查研究指出，健康生活方式的具体行为体现在每天吃早餐、正常规律地吃三餐而不吃零食、营养要全面均衡，每餐以八分饱为宜，主食由细粮、杂粮搭配；多吃蔬菜、水果和薯类；可吃适量的肉食，少吃肥肉、荤油；以清淡食物为主；饮酒可少量饮用低度酒；吃清洁卫生的食品，避免变质食物；限制食盐用量，每人每天摄盐量不超过 6 克；睡眠方面，平均时长以每日 7～10 小时为宜。体育运动是生活中必不可少的内容，有氧运动已被证实为一种对健康有益的健身方式，具有低强度、见效快、不损伤身体的特点。中国运动医学会建议成年人每周所进行的有氧运动至少达到 2 次，运动的强度不宜过强，避免超负荷运动行为，运动持续时间以 20～60 分钟为宜。心理平衡对人的健康也很重要，要做到控制压力，及时释放负面情绪，保持乐观心态等。

关于健康生活方式的应用研究效果，英国癌症研究基金会于 2012 年的研究报告显示：英国有超过 45% 的精神心理疾病患者的病因与自我生活方式有直接关联，这些不健康的生活方式包括过度吸烟饮酒、过食垃圾油炸食品、懒惰缺乏锻炼、工作压力大导致情绪不稳定等。而通过建立健康的生活方式，则能够降低精神类疾病的患病概率。另据美国疾病控制与预防中心的研究数据显示，美国高血压与肺癌高危人群的发病率在其戒烟酒后减少70%，精神类疾病的治愈率在推行减少高热量食物后可提升17%。对于健康生活方式的研究，关于运动、饮食、膳食、睡眠等的指南均有涉及，如《中国居民膳食指南》《美国人体育锻炼指南》（2010年）、《中国睡眠研究报告》、《健康中国行动（2019—2030年）》等权威性指南、报告。这些研究报告为人们日常生活提供了具体方向上的指导。

三

《黄帝内经》养神方法为一种健康生活方式

　　生活方式是我们每个人每天的生活内容和生活方法，面对当前的各类棘手疾病，个体采取健康的生活方式可以起到预防和康复的作用，已得到医学界的一致认可。目前大众已经认识到健康生活方式对身心健康的有益作用，但对如何建立和实行健康的生活方式仍感到困惑。中医学对此有深刻的认识和实践经验，已经获得了民众的广泛认可。生活方式的调整是以生命演化为基础结构，依据时间、地域及个体差异进行调整。为了适应自然、社会环境的变化，当代人的生活方式需要随时调节，最重要的是从生活方式的细节入手。要依据环境变化来判断能否进行调整，此种调整是《黄帝内经》养神理论的精华。养神行为从关照人体生理、心理健康出发，适用于人体自身及相关方面的调节，利于效果的持久和稳定。《黄帝内经》调整生活方式总以"顺四时"为指导，即顺应生命整体演变规则，使自己适应天地万物的演化规律，在个体的生命过程中随时保持与外在环境的协调及内在精神的内守状态。

从今天的视角来看，以养神践行方式为主的行为称得上是一种健康生活方式，其行为皆是为了指导人们如何更好地生活以延长生命时间，提高生命质量，辅助治疗疾病。这些指导内容一直影响着国人的生活。追根溯源，《黄帝内经》的养神方法涵盖了情志、睡眠、饮食、运动等方面，是指导人们健康生活的源头。上述章节里，养神的具体方法包含了药物针灸、顺情理志、精神内守、顺应时间、睡眠、饮食、导引和祝由几类。我们对这些方法进行分类概括，可以看到在这些方法中，顺情理志、精神内守、祝由这三个方面均可以纳入针对精神、情志的调理中。而顺应四季时间的规律则为养神生活方式的统领原则，起到提纲挈领的全局作用。剩下的药物、针灸方法同样有对精神情志进行养护的目的，但在有些情况下，药物和针灸的应用是治疗已有的疾病，不免显得后知后觉，且对个人来讲，在没有医学背景的支撑下很难进行自我开方和针灸。至于睡眠起居、饮食、导引运动则自成一类。刘美方在基于德尔菲诺和专家咨询的研究基础上认为，《黄帝内经》的养神方法可以划分为四个方面，即睡眠起居、饮食调理、动静结合、情志疏导。其覆盖面广阔，几乎涵盖了当下人们生活中的大部分运作因素，其对应表现为当代生活里身体的劳逸结合、饮食的摄入、动静的分配，以及心理、情绪的状态。

从具体经文的角度出发，《黄帝内经》里对健康生活方式的认识论述不胜枚举，散见于各篇之中，如在"四气调神大论""阴阳应象大论""八正神明论""上古天真论""玉机真脏论""灵兰秘典论"等篇里均有所论证。具体而言，养神生活方式总以顺应四时为原则。《黄帝内经》养神的概念指的是通过调节情志，培养节制私欲、调和喜怒的适宜生活习惯。情志状态与疾病的康复相关联。养神所倡导的理念是立足于自身来自我调节，进而恢复人的自愈能力。《黄帝内经》养神的核心理念就是"顺"。"顺"的意思是指顺应自然规律，这种规律小到涵盖了每一天的日出、日落变化，大到包括了一年中春、夏、秋、冬的阴生阳长化生，而人必须遵守这些规律来安排好自己的日常起居、饮食作息、情志精神等一些活动，一旦与规律反向而行之，顺就变成了逆，忤逆的行为可使神失调、不足、不使，对健康和生命质量产生负面影响，故养神必以顺为纲。"顺四时而适寒暑"是《黄帝内经》养神理念中的核心指导原则，在神的调节下，人体的气机营卫运行随着四时气候的变化而变，四季气候转化对人的生理功能有着重要影响。在病理方面的调神以"时"为主，对人体进行调节的能力也会随着季节时令而转换，如《灵枢·顺气一日分为四时》言："夫百病者，多以旦慧昼安，夕加夜甚。"中医治病重在调神，以求恢复神在人体的功能。"五脏应四时，各有收受"，"和于阴阳，调于四时"，"人以天地之气生，四时之法成"。《素问·上古天真论》提出"法于阴阳，和于术数"的观点，"阴阳"代表了神秘莫测之天道，"术数"为了解和实践人与自然之道的方法。《灵枢·口问》云："夫百病之始生也，皆生于风雨寒暑，阴阳喜怒，饮食居处，大惊卒恐。"《素问·宝命全形论》曰："人以天地之气生，四时之法成。"《灵枢·岁露》亦曰："人与天地相参也，与日月相应也。""天"代表自然界，"相应"是指自然的变化会引起机体做出相应的反应。因此，要重视调整人体生命的节律，使之与天地阴阳的变化消长相匹配，要求人们随着四时的改变而调整生活习惯和节奏，不与生命存亡规律背道而驰。

养神生活方式的具体内容可细分为饮食、情志、运动、起居调理四个方面。《黄帝内经》强调饮食必须适量，避免过饥过饱和肥甘厚味，饮食种类应多样，且搭配要符合脏腑属性，性味中和不偏，"宜食相生之味以助其旺气"，强调应根据季节变化来调整五味。调畅情志方面以顺情理志为总纲。运动方面强调运动与静止的分配要达到一种平衡的状态，使人阴平阳秘，劳作不宜强度过大，反对过度劳作与运动，相关的运动养神方法包括八段锦、静坐等。起居方面主要是指睡眠的作息安排要有规律，避免以酒为浆，醉以入房，起居有常，才能终其天年。总结来看，《黄帝内经》在健康生活方式方面提倡天人相应的宇宙观，个体在饮食、起居、情志等方面应顺应四时阴阳变化，遵循春生夏长秋收冬藏规律，避免行为上的太过与不及，关于养神的具体践行方式更应贯穿每日生活之中，久而久之方能成为一种保障个体身心健康的生活方式。

四
⌈中西方关于健康生活方式的同异⌋

在对以顺应四时为指导下的睡眠起居、情志修养、动静结合、日常饮食为代表的《黄帝内经》养神生活方式进行梳理后，有必要将其与西方所提倡的健康生活方式进行对比，以找出两者之间的共通点和区别之处，为下一步的应用研究做好铺垫。下面就从东西方对于健康生活方式各自认识的角度来进行简要对比。《黄帝内经》养神理论指导下的生活方式表现为起居方面遵循起居有常原则，遵循四季规律，不妄作劳；饮食方面提倡食饮有节，谨和五味，清淡饮食；情志、精神方面重视精神内守，恬惔虚无，志闲而少欲；运动方面以形神合一、动静结合、动以练形、静以养神为原则。而以 WHO 健康基石为基础的西方健康概念指导下的生活方式表现为睡眠强调善于休息，睡眠质量高，每日睡眠总时长至少 8 小时；心理方面要求处事乐观，态度积极，应变能力强，心理状态稳定平和健康；合理膳食，饮食多样化，少盐、少油、少糖，盐摄入限制在 6 克以内，戒烟酒；运动方面提倡适当运动，具备充沛的精力，体重适当，身体匀称。

综上来看，《黄帝内经》养神的生活方式与 WHO 所指定的健康生活标准在基本方面上大体相同，且形成了良好的互动。中西方均从饮食、起居、运动、心理方面对健康生活方式有所要求，从前文可以看出两者之间的区别甚微，是从各自的学科入手去看待问题，对于具体实践方法都进行了系统梳理，其结论近乎相同，区别在于细微之处的观点有所差异。

首先，最显著的区别是《黄帝内经》养神生活方式并未明确规定上床入睡的时间和睡眠时长，而西方健康生活方式对于睡眠有具体时长要求，甚至 WHO 的研究报告还对不同年龄段人群的睡眠时长进行了划分，如婴儿的睡眠时间应久于成年人，但是《黄帝内经》所提倡的是起居遵从自然规律，故具体的睡眠时间要以不同地区、不同季节、不同时间和生活环境的人群为主体来进行划分。从这个角度来看，《黄帝内经》在睡眠方面的要求更为灵活。饮食方面的差异表现为《黄帝内经》强调的是如何把握饮食的度，以不过量和五味和谐搭配为原则，而西方所看重的是饮食量的具体数值是多少，比如对食用盐、糖、食用油用量的要求。同时《黄帝内经》养神生活方式也未涉及烟酒摄入的量化标准，在《黄帝内经》中有反对过度饮用酒浆、醉以入房，以及饮酒可致中风的鲜明观点，这与西方对于戒酒的认识如出一辙，区别在于中西方健康生活方式对于酒的药用功效的认识。《黄帝内经》不反对酒作为药引而应用，比如《素问·腹中论》提到服用鸡矢醴可治疗鼓胀，"醴"即酒，又如《素问·缪刺》论及饮酒可用于治疗尸厥。这体现了《黄帝内经》因人而异、反对"一刀切"的治疗做法。另外的不同之处在于《黄帝内经》成书时，烟草还未传入中国，故两者的观点存在产生时间上的差异。在情志、心理方面，中西方的观点只有表述的差别，其蕴含的深层意义完全相同。运动方面，两者的见解也颇为相近，均将运动视为核心。西方对运动形式的划分更为具体，比如有氧运动、无氧运动之类，而《黄帝内经》限于年代与技术，更多的是从宏观上，从形神、动静的视角给予指导。

养神理论与防治抑郁应用探究

黄帝内经

有鉴于此，东西方两者在健康生活方式的内容各有侧重之处，两者在大方向上是相通共似的，实则为同义异称。两者对于健康生活方式的概念都突出了其生活化、习惯化的特点。对于健康的保持是中西方共同的追求目标，《黄帝内经》养神生活方式更趋向于原则上的指导，而西方健康生活理念则更为具体和量化。无论是中方还是西方，对于健康生活方式的理解，均道出了真谛，其根本目的是帮助人趋吉避害，尽量远离那些危害健康的因素，拆除不良生活方式与身心健康之间的藩篱。在下一步的应用阶段应充分吸收中西方对生活方式的相通认识，使其更好地相互交融，更进一步将理论认识转化为应用成果。

五
《黄帝内经》养神生活方式应用展望

《黄帝内经》的养神理念涵盖了诸多方面，包括衣、食、住、行、情志等，只有同时在饮食、睡眠、情志、运动四个方面具备了健康的要求，才算是实现养神健康生活方式的调节。在养神生活方式的实践过程中，应重视和顺应自然四季的变化规律，做到起居有常、饮食有节，并辅以动静结合，如此才能达到百脉疏通、心境恬惔的效果。而不当的生活方式会对人体的健康产生巨大危害。《黄帝内经》所讲的神具有无处不在、无所不为的特点，虽然在实际生活中，我们似乎寻不到肉眼可见的神的存在，但是我们又能通过神的特征认识和感知到神是真真切切地存在于人体之内的，然而当我们试图去描绘它时，又欲辩无言。值得强调的是，神在人体是一个"因地而制流，因时而制化"的概念，表现为人们可以感知到具象，如胃气、血气、精气、面色等。神具有无处不在的广泛性，它承袭自然之孕育，有形之物皆为神之附属，所谓形神相依，神时刻存在，其作用范围遍于整体，不能简而述之，只能从神表象的微小之处去明察秋毫。神不受压抑和人为干预，人体肝木喜条达而恶抑郁的特征可证明神不可执，不愿为人所掌控，因此养神应顺其自然。

　　《黄帝内经》养神生活方式强调整体协调的核心精神，将生活方式立足在生命层面，有助于人们重新审视现有的生活方式和行为活动。人们日常的饮食、作息、运动、心理变化等生活元素无疑不受到自然规律即四时阴阳变化的影响，故针对性调节生活的行为，使躯体与心理适应内外环境的变化，有利于促进情志类疾病患者康复目标的实现。《黄帝内经》健康生活方式的概念具有非医疗、具体化、生活化的特点，特别强调如何应用在日常生活中，其适用面广泛，不仅可以对疾病进行康复治疗，还可养生延年。其所昭示的贴近于生活的意义就显得非常真切。

　　上面探讨了《黄帝内经》养神生活方式是如何具体实行的，从这个角度入手，我们看到了《黄帝内经》养神方法更为生动和鲜活的一面，它完全是为人的生活而服务的，它的实用性是其发人深省的特征所在，养神生活方式是一种关于人们日常生活、习惯的积极表达。值得注意的是，以往关于养神理论和治疗疾病的研究都是单从一个方面，即通过睡眠、饮食、情志或

养神理论与防治抑郁应用探究

黄帝内经

86

动静结合的认识来入手的。临床上鲜有采取多方面、全方位手段针对疾病治疗进行应用的研究，尤其是在中医治疗方面，多以针灸穴位、按摩经络为主来研究对应病症的治疗，总体上重视直接进行应用试验而较为忽略前期文献理论的梳理，这些研究中相当部分的内容几乎是如出一辙的试验过程和分析罗列，尽管研究数据说明了结果的可靠性，但是缺少理论部分的支持。这一点是需要有所改进的。若要将《黄帝内经》养神的内容进行应用研究，就必须对其理论内容有所整理，方能守正创新。虽然《黄帝内经》所论之神看起来是不可捉摸的，但运用到实际生活，不外乎以适宜和顺应自然规律为指导下的依靠情志、睡眠、饮食和运动方面的调整方法，它的实用性并没有消失。一方面这些养神的方法潜藏在日常生活的点滴细节中，另一方面对人们的生活产生持久而普遍的作用。如何将它们合而为一地运用研究，使其能达到通俗易懂、便于普及的目的，比如以某一类情志疾病为例的治疗会起到什么样的治愈效果，是下一步需要探究的内容。当前我国情志类疾病的患病率逐年攀升，只有教导大众接受健康生活方式的理念，去芜存菁地将其落地实践于自身生活当中，深刻地去强化践行，才能解决疾病困扰。

　　总括而言,《黄帝内经》提倡高明的医生不治已病治未病,而养神是防治未病的最重要手段之一。自20世纪80年代以来,国内研究者逐渐对健康生活方式产生了兴趣,也投入很多精力做了诸多研究。然而对此的相关研究成果显示,大部分研究关注单一因素与疾病的关系。在中医学研究分类里,对于健康生活方式影响某一类情志、心理疾病的研究还是一个空白的领域,已经完成的研究重点大多停留在采用国外成熟生活方式评价量表,对某一类群体的生活方式进行评价模式研究,或者是以中医某类养生方剂在动物身上做实验得出结论,其研究目的多为验证某一类方剂对于一类疾病的治疗效果如何,鲜有直接采用某一类养生、养神方法,并以人为主体应用目标进行设计的研究。由此可以看到,《黄帝内经》养神的理论和应用部分从睡眠、饮食、情志、动静四个方面对个体生活方式的内涵提供了理论支持,分析养神理论下一步如何在临床方面应用的背景下发挥作用具有重大价值。《黄帝内经》神与养神理论彰显了中医学的深层特点,是中医学的重要组成部分,对其内容的梳理和分析有利于进行下一步《黄帝内经》养神应用的研究和发扬其学术价值,应充分挖掘其理论精髓以提供新视角、新主张,使其对人们健康生活方式的养成指导方面更具意义。

第四章

《黄帝内经》养神应用初探——
以抑郁症治疗为例

| 第一节 | 西医学对抑郁症的认识

　　抑郁症的病名源自西方，其字面含义翻译而来是指一种低落的情绪，具体表现为情绪持续低落，充满负能量，对任何事物都没有兴趣，思辨能力减退、迟缓等。抑郁症属于精神类疾病，患者常出现意识和行为方面的改变，反复发作性较强，难以根除。临床主要表现为情绪悲观，可概括为三低表现，即情绪低落、思维迟缓和意志减退，生理方面主要表现为失眠多梦、胸痛烦闷、头昏无力、饮食量暴增或降低、体重骤然暴增减低等。我国 2018 年发布的《中国国民心理健康发展报告》中已把抑郁症列为重大疾病分类。抑郁症的危害巨大，《中国抑郁障碍防治指南》（2016 年）显示，中国目前抑郁症患者约有 9500 万，抑郁症的平均病程为 18 周，单次病程在没有得到系统治疗的情况下会持续 6～15 个月。

　　关于抑郁症的病因病机，医学界对此各有见解，因其病因涉及生物、心理与社会等相关因素，交错复杂，每一个病例的本身都涵盖了大量的人际关系、药物服用史、社会关系处理等长期的问题在其中，故不能以一个简单的因素来断定。综合来看，西医学对于抑郁症发病机制的认识以单胺类神经递质缺乏为主流。亦有研究表明，有些抑郁症患者是受到重大应激性刺激后，如特殊经历、感情刺激等，从而患上抑郁症。这些应急事件是促发抑郁的必要因素，多数患者因为这些事件的发生而变得内心脆弱，不堪一击，促成了后续的躲避和抑郁情绪的产生，久而久之，病态的抑郁症状出现。当代精神分析心理学家荣格认为，抑郁症患者大多具有内倾的心态，我们应该通过考虑无意识的内观通道来解决这个问题，内心强大的人总是牢牢地把握着外在的命运，对于抑郁症患者，他们需要去征服本然的生命，这是一种心灵高于物质的主张，人可以通过认识自己的本性来超越痛苦。美国当代心理学家欧文·亚隆认为对抑郁症而言，我们所能看到的是一种表征，需要找出它背后的意义，那么最好的方法莫过于分解它的至深层次。抑郁症患者的出发点是一种匮乏感在作祟，驱使他们去追求更多的东西比如财富或者地位，而让自己觉得更加安全，我们不能评价他的行为，但我们可以指出他的错误。抑郁症患者需要付出相当的努力来消除他身上的负面情绪。抑郁症是对别人长期的责备和抱怨，由于想获得别人的认可和支持，患者会为他自己的失败而沮丧，用诸如自杀、自残等报复手段来获得认可和关注。

对于抑郁症的治疗，西医学从未停止过研究的脚步，主要包括药物治疗及心理疗法。临床上药物应用以抗抑郁类药物为主，此类药物的主要作用就是应用多巴胺来抑制抑郁症，维持患者的神经兴奋性。除医学对抑郁症的认识外，现代心理学也将抑郁症列为一种常规的心理、精神疾病，并逐渐挖掘出独特的认识和治疗方法。心理学将个体的心理因素导致抑郁患病纳入生物学治疗和心理学治疗之中。心理学对于抑郁症的治疗除服用常规药物外，还包括以下几种：首先是认知行为疗法，此法鼓励抑郁症患者对自己的行为进行评价，并通过观察患者评价过程中的行为来对治疗进行调整，目的在于平衡患者的偏执行为，使之趋于实际，最终达到纠正的效果。其次是心理干预疗法，表现为提高患者对治愈疾病的信心，鼓励患者将内心的抑郁情志主动表达释放出来，进而获得其他人的支持、理解和认同，通过增强信心的方式来治愈患者。最后是运动疗法，因抑郁症患者大多喜好居于阴暗处且不爱活动，机体气血运转流通不利，而西医认为经常运动可以增强人体血液循环，改善和减缓神经紧张、抑郁的状态，使患者放松。在这些方法中，认知行为疗法和心理干预疗法为重视情志方面调理的代表方法，与《黄帝内经》养神在情志方面的调理颇为相近，有异曲同工之处。

| 第二节 | 中医学对抑郁症的认识

抑郁症病名源于西方精神病学，是表现为心境低落、愉快感丧失、精力不充足等的综合征。中医学文献里面虽未出现抑郁症病名，但是关于类似于抑郁的其他疾病的论述非常丰富，从秦汉至明清均有记录。张仲景在《金匮要略》中对与抑郁症近似的郁症、百合病、脏躁、梅核气、奔豚气等情志病症均进行了病因病机和方药配伍方面的详细描述，为中医诊治抑郁症提供了基础理论。中医学发展至今，对于抑郁症的治疗发展特点体现为综合治理思路。"郁"的含义为"苦闷、忧愁",《管子·内业》云："忧郁生疾,疾困乃死。"《左传·昭公》记载："哀乐思虑不节致病。"《文心雕龙》提出："叙情怨,则郁伊而易感。"这里"郁"指的是精神情志不通畅的病理状态。此外,"郁"还有"阻塞不通畅,即阻滞"的含义,《吕氏春秋·达郁》云："病之留、恶之生也,精气郁也。"后来中医学在病理方面用郁病来对气血运行不畅通进行描述,中医学认为郁病指精神、情感方面的忧愁状态所致的病证。

中医学对抑郁症的认识以郁病为主,临床表现散见于百合病、脏躁、失志、梅核气等各种复杂病证中。广义郁病包括情志、外邪、饮食等因素所致之证。狭义郁病则单单为七情所伤所造成的脏腑或六气郁滞之证。除郁病表现出的心情抑郁不舒畅、情绪不稳、易怒善哭、失眠之外,中医学文献所记载的百合病、奔豚气、失志及梅核气等疾病的症状表现均与抑郁症的症状有相似点。失志表现为个人意志的消沉,会导致心神失养,进而使精神恍惚,缺乏稳定。百合病突出表现为沉默少言,欲睡不能睡,欲行不能行,欲食不能食。对周边环境存在悲观情绪和沉默懒惰的现象。中医学很难将西医学所定义的抑郁症定位于某个固定的、与其他疾病区分明显的病名。古代中医所列出的疾病与现代抑郁症的相似之处为郁病的症状,包括心情、情绪方面的低落、不稳定和失眠,脏躁体现了情绪的忧伤,百合病包含了行动力方面的不足,而梅核气、失志均体现了情志方面的压抑感。这些表现在抑郁症症状的描述中均有所体现,与西医学、心理学所说的抑郁症在精神状态、饮食睡眠、言语行为等方面的表现相似。

西医抑郁症与中医郁病的关系

中医学对郁病最初的记载可见于隋代巢元方《诸病源候论·气病诸候》，云："结气病者，忧思所生也。心有所存，神有所止，气留而不行，故结于内。"张景岳将其分为"因病而郁"与"因郁而病"两大类。《黄帝内经》认为情志因素是导致抑郁的根本原因，而心神是影响和主导抑郁情志的中枢。《素问·本病论》提出"人忧愁思虑即伤心"，《灵枢·口问》提出"悲哀愁忧则心动，心动则五脏六腑皆摇"，将五行与人体五脏相对应，并与外在环境之变化结合在一起来看待。《黄帝内经》所指的郁又指五脏之气的郁滞。唐代王焘在《外台秘要》提出"远思强虑""忧患悲哀""汲汲所愿""戚戚所患"四个情志方面的问题为导致郁病的主要因素。

古代郁病与当今抑郁症是何种关系呢？由上述各医家对郁病的概念、病因认识可知，古代医家对郁病的认识大多源自《黄帝内经》，并在此基础上结合自身实践有所阐发。郁病可分为广义和狭义两类。抑郁症作为一种分门别类的精神心理疾病源自西医，人类生活节奏和规律的改变导致当今社会抑郁现象普多发，众医家开始关注并采用中医方法来诊治抑郁病症。中医学对于现代抑郁病症和现象的认识自古有之，其内容散见于郁病等情志类疾病的描述里。经过对比分析，我们可以知道当代抑郁症较为符合张景岳在《景岳全书》记载的"因郁而病"的"郁病"，而在广义上，当今所指的抑郁症属于中医所指情志不舒为病因的郁病，即情志之郁所致的疾病。从内容上看，西医学所认知的抑郁症与中医学所论及的郁病在症状描述及病因方面有相通之处，两者均在各自领域对以郁为特征的情志病给出了自己的见解。中医学认为西医学抑郁症的概念可概括为以性情多变、多疑多虑、闷闷不乐、失眠多梦及胸胁疼痛为主要表现的情志疾病，病因多为情志不舒，病机为气逆和气滞所引发的机体失调。情志所伤是外因，脏气失调为内因，内外因的结合引发疾病。因此，对于认识和解决抑郁症，可以从中医学对于郁病的病因病机和治疗方法来进行研究。

二
中医学对于抑郁症的治疗

1. 药物疗法

在唐代就有中医学关于抑郁症的文献记载。中医学的郁病即当今的抑郁症，治疗郁病的经方在实践中亦得到了验证，如越鞠丸、逍遥散、百合地黄汤、甘麦大枣汤等方剂。抑郁症与人体脏腑中的肝有很大的关联，大多是由情志不遂、肝郁气滞引发，患者善太息，对事物的发展充满悲观态度，终日闷闷不乐且伴随胸胁部位的隐隐作痛感。因在中医学藏象理论中肝主疏泄，肝气郁滞会导致气机不畅而失调，出现上述的症状，故在临床用药方面多以疏肝理气、通畅气机的中药为主，养心安神的药物为辅，如川芎、五味子、柴胡、山茱萸等中药入肝经可疏肝理气，茯苓、人参、甘草等中药归属心、脾两经，可安抚抑郁症患者的心神，成方如补肝散、逍遥散、疏肝理气丸等均对抑郁症的治疗具有显著疗效。《素问·六元正纪大论》云："必折其郁气……同者多之，异者少之，用寒远寒，用温远温。"其治疗原则是以平衡阴阳虚实为主，综合考虑生活环境、气候的差异性。赵献可提出"木郁达之"不可仅采用吐法、"火郁发之"不只用汗法发汗等不拘一格的创新思路。他提倡郁病防治应以木郁为首，肝郁解则五郁通，"一法可通五法"，用药方面以逍遥散为主进行加减。他还认为"郁者，抑而不通之义"，认为寒则凝，故温暖人身为防郁大要，注重温养人体命门之火。王焘《外台秘要》记载："镇心丸……喜怒愁忧，心意不定，恍惚喜忘，夜不得寐，诸邪气病，悉主之方。"对类似抑郁症的情志疾病有所涉及且提供了对应的治疗药方。朱丹溪以五味药组成的越鞠丸治疗六郁之症，方由苍术、神曲、川芎、香附、栀子组成，各药合用可解诸郁。根据中医学的基础理论及临床经验，当代抑郁症发病的病因与肝、脾、心三脏息息相关。抑郁症状所呈现的忧思情志会使肝失去条达之性，出现肝气郁结，造成精神过度紧张，而肝气郁结则会横逆侮脾，致脾健失常。此外，突遭家庭或个人变故、受到忧愁悲哀等情志刺激，亦会损耗心神，心失安宁。

2. 情志疗法

中医心理疗法重视运用情志的生理特点和生克关系来进行调养，在针对抑郁症的治疗方面以平和气机为主，即将瘀滞的气机调至通畅。当一种情志太过或不及时，运用另一种情志去进行中和纠偏的方法称为情志相胜法。此法可以迅速有效地治疗情志失调所致的心理疾病，情志过激会伤及对应脏腑，此时可以运用相胜的情志来调理，而抑郁症属于过于悲观，故应用喜之情志来胜之。具体应用时，医师可主动告知患者能令其开心、激动的事情和调动患者对往事的积极回忆来克制低落忧伤的情绪。还需要注意的是，当抑郁症患者的悲观、忧伤甚至恐惧情志过激而产生伤害脏腑功能的负面效果时，要采用《黄帝内经》中以情胜情方法去进行中和治疗，以达到平和气机、通畅营卫的效果，从而减少或治愈因精神抑郁所引发的疾病。《儒门事亲》载相关病案："妇人伤思虑过甚，一年不寐。"治以"以怒激之"，"其人大怒汗出"而愈。此病案的治疗思路为思则气机郁结，心神不畅，故张子和取其怒制之以疏通郁结。此外，还有采用以情胜情之法辅以静坐养神之法来治疗情志疾病的例子。《杏轩医案》载以喜胜忧的方法来治疗郁伤心证：鲍觉生宫詹郁伤心证，类噎膈殆，通宵不寐，闻声即惊。君质本弱，兼多抑郁，病关情志，当内观静养，续得弄璋之喜。予曰："喜能胜忧，病可却也。"

3. 清静养神

清静指的是一种心理上的处于平和、淡泊的状态。从心理层面上来对个人的需求进行约束，不过分追求名利，保持稳定的思想和情感，是保障心理健康和谐的重要条件。现代人所处的环境易受到各种七情五观上的刺激和诱惑，内心极易产生不现实的追求和夸大的目标，从而在行动和现实中受挫，一旦美好理想不敌残酷现实就会使心神躁乱，气机受郁，并且会无故耗散五脏所藏之精，不仅会使情志抑郁，也会引发其他生理疾病。因此，心神的安静内收是身心健康和防治抑郁的前提，这种清静的心境有利于存神气养正气，唯有神清心定方能保障身心俱荣。在生活空闲之余，确诊的和潜在的抑郁症患者可以通过自我练习一些气功和导引的方法来安心定神。导引气功可以通过有意识地调整念头和呼吸加以站、坐、卧的姿势，或静或动的自我修习，减少内在思想之担忧和外在事务之纷扰，以达到使精神放松入静和宁心安神使抑郁情志自愈的目的。现代生物学研究发现，气功具有放松和修复大脑皮层细胞、减少负面情绪影响的功效，故气功导引的方法广泛适用于抑郁症患者进行自我康复治疗。

| 第三节 | 《黄帝内经》养神理论与抑郁症关联认识

《黄帝内经》之神不仅起着影响着人体生命活动的作用，还反映了中医学对生命本质的深刻认识。人体是以脏腑系统为核心的整体，神又与心、脑、肾、脾之间紧密关联。神是人体生命活动的总概括。神的不良反应会导致形体方面出现疾患，形体若受损会破坏神的稳定性。现代研究亦证实不良情绪是产生抑郁、焦虑等症状的推进因素，故神的变化在抑郁症患病的过程中起着决定作用。抑郁症按照当今西医的诊断标准可视为一种神志病，因患者会出现乱语、行为异常、情绪不稳定甚则精神分裂等神志病的特征，而临床上患者还多有善恐、善悲、多思虑等情志方面的异常，故对于抑郁症不能简单以神志病还是情志病来划分，但可以神志异常来称谓。

一

五神脏与抑郁症的关系

抑郁症所表现出的突出症状为情绪低落、兴趣丧失和精神乏力。具体表现有以下 3 个方面。首先为心境低落：患者明显表现为情绪消极，兴趣减退，多有绝望感，甚者有自杀轻生的念头，且不愿意向外界吐露心声，反应迟钝，想象力匮乏，遇事犹豫不决，与人交流声音低微，前言不搭后语。其次为行为活动的减退：抑郁症患者的精神和生理活动较常人呈现出抑制状态，行为懒散，人际交往能力非常低下，与外界的交往接触较常人少很多。最后为认知功能损害：抑郁症患者有着明显的记忆力下降、认识接受能力低下、动手意愿减弱退化。躯体症状可见睡眠障碍、饮食减少，身体方面的不适涉及全身多个脏器。《黄帝内经》神的概念与抑郁症病因病机关联密切，人体之神主导着思维意识、决定判断并且统摄了魂、魄、志、意。神、魂、魄、意、志即所谓五脏藏神。神构成了生命存在的基础；魂代表高层次的思维活动，魄的物质基础是精，意志源于心神，是思维活动的主要体现。精神状态产生的基础就是五神，且影响疾病进程。五神化生为五志和七情。抑郁症以抑郁情绪、精力缺乏、睡眠障碍、行为失常为核心病理表现。这些症状与患者的认知、个性及精神状态有着至关重要的联系。

从《黄帝内经》神的角度来看，抑郁症与五脏心、肝、肺、脾、肾有直接联系。抑郁症的整体表现可以概括为一种抑制的状态。神对脏腑起着温煦和推动作用，其充沛与否决定了生命活动是否积极。神不足和神不使则可出现情绪低落、少气懒言等表现。神掌控和担负了人体感觉、思考、情感、认知等整个精神活动。人体精神方面的疾病反映了神的异常。当五脏所藏之神守舍则可保障正常的精神情感活动，否则五脏之情外显过极而为病。神的异常与抑郁症的关系如下。

第一，肝藏魂，若肝受损则魂不守舍。《灵枢·本神》曰："随神往来者谓之魂。"魂是人出生后形成的，在阴阳属性方面划分为阳，神动则魂知，魂与神相应。《素问·灵兰秘典论》曰："肝者，将军之官，谋虑出焉。"肝藏血，主疏泄，当肝血充盈时，则魂有所舍，思维活动功能行使正常。若肝失条达，或肝血亏损，则会导致魂伤，多见思维混乱、幻觉、睡眠欠佳、精神恍惚等症状出现。现代医学研究发现抑郁症病因很大程度上归结于肝气郁结、肝失疏泄。《素问·示从容论》言："肝虚、肾虚、脾虚皆令人体重烦冤。"可见肝气不足和肝之虚损均会导致悲哀情志的发生以影响人体，久而久之成为抑郁的症状。魂居于肝，为情志调节的主要枢纽，因情志失调，致使肝气郁、气郁化火的结果，使肝不藏魂，血虚失养，魂不守舍，肝气郁滞，最终疏泄失调，情志宣泄受阻，易产生抑郁情绪。因此，抑郁症患者多表现为心烦不眠、夜梦烦多等。

第二，心藏神，心神伤则恐惧自失。抑郁症严重时患者还会出现自杀倾向，脑海中出现幻觉及喜躺卧等表现，而这些症状可以与中医学的郁病和百合病所辨证的肝气郁结的病机来匹配解释。这是抑郁症患者神机不振导致的。所以患者常会出现善悲忧、无精力、反应慢等心神郁结症状。《灵枢·本神》曰："所以任物者为之心。"心脏为外界事物进行反馈后所表现出的意识活动的器官，心神主导全部精神活动。《素问·灵兰秘典论》曰："心者……主明则下安……主不明则十二官危。"心神若失去掌握全局的功能，则五脏皆乱，如张介宾所说："心为五脏六腑之大主，而总统魂魄……怒动于心则肝应，恐动于心则肾应，此所以五志惟心所使也。"《灵枢·本神》云："心气虚则悲。"心气虚，则非常容易出现悲忧的情绪，这种悲观情志的蔓延会使内心的快乐感和满足感下降，引发惊恐、畏惧等临床上抑郁症的核心症状。心神不足会导致心神不宁、神气损耗，使人出现恍惚、走神、健忘、交流错乱等抑郁症常见的症状。

第三，脾藏意，《灵枢·本神》云："心有所忆谓之意。"张介宾曰："一念之生，心有所向而未定者，曰意。"意这种情志源自后天，在心神支配下起到思虑活动的内在转变功能。脾主意，脾虚意则难存。脾在志为思，思是一种评价其他情绪的载体。《素问·阴阳应象大论》曰："思伤脾。"过度思虑引起脾虚，可导致气机失调，故情绪低落。志意在人体的主要功能为调节人的心理状态以适应外界环境变化。志意病变主要涉及肢体行为的活动异常，意气不舒进而调控失利，无法适应外界变化，表现为活动力的退化。情志不舒会导致脾气运化水谷能力减弱，故而出现食欲下降的表现。这与抑郁症的抑制性临床表现联系密切。此为抑郁症的核心症状。调理脾胃之神气可以使气机通达，故可以治疗抑郁症这类情志疾病。

第四，肺藏魄，肺虚魄失所容。肺一旦受损会使魄的能力随之减弱，可出现不寐、焦虑、无故悲伤等表现。肺在人体有朝百脉之功用，肺气不宣、不足则易悲伤，还可出现气血上行受阻，故而脑神失养。故抑郁症患者临床多见哭泣、悲伤、自责。而抑郁症的病机主要为气机不畅，悲哀过度致意志消沉沮丧。《素问·至真要大论》曰："诸气膹郁，皆属于肺。"肺为相傅之官，在志为悲，主藏魄。人生始化曰魄，与生俱来藏于肺。《素问·宣明五气》曰："精气……并于肺则悲。"肺气充足，魄有所藏，则神和志达；肺气虚弱，魄无处可安，易出现如百合病论及的沉默不语、欲卧不能卧、欲行不能行等近似于当代抑郁症情绪不定、不爱运动和喜好躺卧的表现，还会出现对任何事情不感兴趣，生活中毫无动力，行为被动、消极等症状。

第五，肾藏精，精舍志。《灵枢·本神》曰："意之所存谓之志。"《医方集解》曰："人之精与志皆藏于肾，肾精不足则志气衰，不能上通于心，故迷惑善忘也。"志乃志向、意志，是对目标付诸以实践的动力。肾主骨生髓通大脑，中医学素来有心藏识神、脑藏元神之说。脑髓由肾精所生，是精神活动的基础物质，肾精充沛，则意志稳定，对外界变化可以做出成熟的判断和分析；若肾精不足，则会导致精神萎靡，无法对外界做出有效判断和反应。肾精不足，志失所藏，肾主髓，肾脏虚损直接导致髓减脑消，神机失养，则见疲惫懒惰，善忘失忆。这与抑郁症临床所表现出的乏力疲惫、行动力不足、善忘失忆的症状十分相符。

综上可见，抑郁症的发生主要归结于内在的精神情志紊乱和整个人体的生理、心理功能是否正常。抑郁症的发生与《黄帝内经》论及的五神脏存在直接关系，任何一脏所藏之神受损均可导致抑郁症状出现。不同的情志刺激都可能导致相关脏腑活动失常而引发疾病，只有五脏功能运作正常，化生气血津液充足，形神合一无碍，才能预防抑郁症的发生。

二

养神生活方式在抑郁症治疗中的应用

《黄帝内经》养神生活方式的每一个方面对于抑郁症都起着缓解症状和康复治疗的作用。不同于依托传统药物的治疗方法，养神生活方式的调理更趋向于患者自身的主动行为来解决问题。《黄帝内经》养神的调摄是通过改变日常生活习惯来实行的，比如情志调摄是通过指导患者主动地宣泄和节制调理自身的情志，使之心神内守，七情调和平衡；睡眠起居则通过严格规定人的就寝与起床时间，依据《黄帝内经》"天人合一"的思想，起居作息应与天地规律相符，养成规律的作息习惯；在饮食调理方面，应选择适宜性味的食物和避免过饱过饥；导引静坐旨在用意念呼吸调控全身的状态，使精神安宁，思想入静，整个身心达到上下通泰、阴平阳秘的状态。下面就从养神生活方式的每一个具体途径来阐释其对抑郁症的治疗、康复效果，并辅以相关案例予以说明。

1. 调整睡眠

在我国，大约有 67% 的抑郁症患者遭受失眠的困扰。而慢性失眠患者会伴有焦虑、抑郁等表现，约 50% 的原发性失眠患者存在焦虑症状，30% ~ 50% 的患者存在抑郁症状。抑郁等精神障碍则是引发失眠的主要因素。睡眠障碍是抑郁症患者最常见的伴发症状，主要表现为进入睡眠状态困难、多梦易醒等。中医学认为，睡眠障碍属"不寐"范畴，临床可见目不瞑、不得卧等，病程长可见情绪低落，伴有精力减退或疲乏感、食欲降低或体重明显减轻、精神迟滞等症状。

五脏之精充盛是睡眠安稳的基础。精盛体壮才能保障安稳的睡眠。水谷之气运行有序，人才能实现安稳的睡眠。神、魂、魄、意、志分藏于五脏中，神的安宁离不开五脏系统功能的协调。睡眠在中医学中属于精神意识活动，诸如失眠、嗜睡、多梦等病症均属于神志疾病的范畴，因心神统领五脏神，故睡眠实则由其所控。抑郁症患者因思虑过重、营血不足造成心虚，则神不守舍，患者临床多见肝气郁结、肝郁化火导致心神受扰，思虑太过则会耗伤心血，心神失其所养，均可使心神不宁而致不寐或多梦。中医学认为失眠多因情志不遂、思虑过度、起居失常、饮食不节而致阳盛阴衰、阴阳失交。有研究表明，失眠患者多存在多思多虑等情绪问题，且多有抑郁倾向，患抑郁症的可能性比没有失眠障碍的人概率高。

抑郁症与睡眠相关联的具体研究成果如下。侯旭荣对老年人的睡眠、生活习惯与抑郁症状之间的关系进行了研究，以无睡眠障碍的同类型老年人数据为参照组，调整试验组老年人睡眠、生活习惯，观察睡眠、生活习惯与抑郁症两者之间的交互作用，并根据结果进行了相关回归分析。研究数据表明，患有睡眠障碍、生活习惯不健康的老年人，比如有晚睡、失眠、睡前吃宵夜的习惯，存在极大患上抑郁症的风险，而一些丧偶和独居老年人由于缺乏情感上的照顾和宣泄途径，更易在夜间睡眠时间中胡思乱想，从而降低睡眠质量，增加患抑郁症的风险。研究结论显示，睡眠障碍，尤其是睡眠不足和不规律是引发抑郁症状发生的独立因素，而其他诸如年龄、性别、慢性病等因素与老年人抑郁症的引发没有明显关系。该研究还发现，以睡眠障碍为代表的不健康生活方式会使已患抑郁症的老年人产生强烈的情绪波动和加重心身疾病的症状。只有通过包括调整睡眠在内的生活方式，使其变为健康的、常态化的睡眠习惯，才能使老年群体的精神压力得以释放和转化，降低抑郁情绪的发生。

张美娅通过 CBT-I（失眠认知行为疗法）对失眠性抑郁症患者进行了试验。研究者对试验者进行了心理和起居的调摄改善。具体来看心理方面的调摄是通过指导患者接受平和的思维理念，在点点滴滴的日常生活中潜移默化地改变过去焦虑和抑郁的性格，并且在睡前对患者进行了精神上的导引放松，令他们精神安宁，思想入静，最终使之达到心神内守，使他们能更快速地入睡，并且改善睡眠质量。而起居调摄则通过制定严格的睡眠作息表来要求患者执行，其就寝与起床时间均是有规律性的，在 2 个月的试验过程里促使患者养成规律的睡眠习惯。此外，研究还对患者的饮食进行了相应的调理，为他们每个人选择应季节、适合个人体质的食物，来平调阴阳，使脾胃气机升降调匀，有利于睡眠。此项研究结果说明，经过持续 8 周的中医综合养生疗法的干预，试验组和对照组患者的睡眠状况得到了极大改善，睡眠质量显著提高，治疗组的 PSQI（匹兹堡睡眠质量指数量表）、PHQ–9（抑郁症自我评估量表）、GAD–7（焦虑症筛查量表）评分均低于对照组，说明睡眠情况的改善也促进了对抑郁情绪的治疗，在后期药物干涉的治疗过程起到了辅助作用，治愈率达到近 60%，验证了 CBT–I 疗法改善睡眠对治疗抑郁症有显著效果，而长期的稳定睡眠的效果优于短期治疗。

2. 舒畅情志

对抑郁症患者来讲，情志、心理的健康与否与抑郁症的康复紧密相关。抑郁症状导致人们缺乏安全感，在强大的生存压力下精神不得其安。而情志、精神活动是人体生命活动的主宰，人的情志变化是机体对各种刺激所产生的反应，若情志活动过于剧烈或持续日久，就会使阴阳气血气机失调，引发抑郁症状的出现。治疗抑郁症的治本之法就是对神的调养。又因为心神对情志、精神的主宰作用，故养神又必须要以养心为第一要务。调神摄生的途径多种多样，但主要是从心灵上保持清静状态，做到心境坦然，减少贪欲和妄想。

情志会改变脏腑气机的升降出入，影响其行使正常职能。人的精神与情志状态趋于稳定则不易受到外在因素的干扰，在出现问题时可以及时排解及处理，不会使情志受到长期的压抑而产生病变，发展为抑郁症。中医学提倡上医即最好的医生是以防患于未然为目的，而不是治疗现在有的疾病。预防与养护是抗抑郁症的最佳途径，因为防患于未然的代价是最小的。抑郁症的发生多由七情过激反应导致，故中医养神主要是针对情志来进行调养的。中医古籍中关于情志养神的论述总以"调心"为主，意念专一，宁静养神，使经络气血周流，和调五脏。现代医学的临床研究已证实对于患者心理上的干预可有效治疗躯体化和精神类疾病。

目前临床方面针对抑郁症的治疗大多纯粹地采用药物治疗，极少会认识和兼顾对人体之神的调理和养护，常常出现形体上的症状得到缓解但是精神上的疾病未愈的情况，患者的抑郁状态并未得到真正的治疗，仅仅调整了医学躯体化的表症，患者在经历生活上的刺激后往往出现旧疾复发的状况。治疗抑郁症需要养神以治本，神全则形安也，因而在治疗抑郁症时，不但要采取一些常规手段来治疗外在之疾，还要重视、关注他们的内在情志状态，见招拆招来应对他们的情绪波动及常见的抑郁、焦虑情绪，具体施策，治以情志调整、生活方式的改变或者应用针灸、导引调理的方式。医者要明确情志病变的内涵，灵活采取开导劝慰、暗示解惑、移精变气等方法进行治疗，帮助抑郁症患者稳定精神，逐渐树立良好的生活方式和心态，才能从真正意义上达到治愈抑郁症的目的。

情志治疗的临床研究大多采用森田疗法和情志相胜法。森田疗法源自 20 世纪初期的日本，是精神病专家森田正马先生根据中国文化建立的针对心理疾病的治疗方法。其针对焦虑症、抑郁症甚至是精神分裂症的效果得到了中西方的一致认可，取得了突破性进展，可用于调节抑郁症患者的心理状态，在减少他们的心理压力、促进社会功能恢复及增强自信方面有独特效果。这也与森田疗法是以东方哲学为背景所建立直接相关。心理疾病的患者大多有逃避现实的思想，会找出各种借口尽可能去回避遇到的棘手问题。森田疗法鼓励患者积极接受痛苦，将痛苦当作生活的一部分去对待，继续去做自己应该做的事情，以积极的心态去应对困难。这一点与养神理论所提倡的乐观豁达心态近似，两者均倡导"顺应自然、为所当为"的生活态度。"顺应自然"的含义是遇事不强求，做事态度积极主动；"为所当为"是鼓励患者接受自己当前的一切。森田疗法的治疗实质是《黄帝内经》养神理念中情志相胜法的创新应用。以情胜情的理论贯穿森田疗法的实施过程中。在治疗过程中，森田疗法鼓励患者释放喜悦情绪，再与患者谈心起到"以喜制悲"的效果。在患者康复的后期鼓励其多外出。森田疗法认为抑郁症患者大多多疑多虑，会极度关注一些负面现象。森田疗法还重视使用暗示疗法对抑郁症患者心理状态的平衡起到积极影响，通过医生对患者的暗示来转移其对疾病的执着记忆，起到减轻病情的治疗效果。这与中医学的祝由疗法及《黄帝内经》的静志安神法不谋而合。

近年来很多临床学者针对森田疗法与抗抑郁药物治疗抑郁症的比较疗效进行了诸多的试验，结果均反映了森田疗法具有比药物更佳的效果。如2004年张云辉将106例住院抑郁症患者分为两组，一组采用抗抑郁药物52例，另外一组采用森田疗法54例，总疗程为 12 周。结果显示，为森田疗法治疗组 HAMD（汉密尔顿抑郁量表）评分低于西药组。这说明森田疗法治疗抑郁症是真实有用的。2001 年施旺红就森田疗法治疗抑郁症的效果与单纯使用药物进行对比研究，认为抑郁症患者大多存在缺乏精力、做事提不起精神的现象，故森田疗法在临床治疗中应特别注意引导患者进行充分的休息，例如严格控制和要求他们的作息，督促他们养成早睡早起的习惯及清淡饮食的趋向，同时充分的休息可以补充患者从抑郁症中康复过来所需的能量。而森田疗法针对抑郁症患者所提出的要求来进行相应的调整，关注抑郁症患者的内心情绪，以平衡他们心理情绪与休息状态为目的，避免患者出现无所事事或精疲力尽这两个极端状态。他们对 206 例患者进行森田疗法治疗，在第 6 周后，169 例患者开始恢复正常行为能力，可见临床中运用森田疗法指导生活的疗效比单纯使用药物的疗效要显著。

情志相胜疗法相关研究如下。赵霞、吕梦涵对 86 例临床抑郁症患者进行改良情志相胜疗法来调节他们的情志状态，两组试验者均采用抗抑郁药物，对照组在此基础上给予中医情绪疗法（MTET）治疗，每周治疗 2 次，每次持续 30 ~ 40 分钟。两组治疗 12 周后采用 HAMD、SAS（焦虑自评量表）、SDS（抑郁自评量表）进行测评。结果显示，两组在 2 周、4 周、8 周时 HAMD、SDS 及 SAS 评分均较治疗前的分数有显著降低（$P < 0.05$）。第 8 周后，对照组有 36 人的 HAMD 评分降到正常区间，意味着治疗有了明显成效。这说明中医情志相胜疗法与抗抑郁药联合治疗抑郁症的方式优于单纯使用抗抑郁药物。

曲淼联合运用祝由和情志相胜两种治疗方法来应对抑郁症。研究者主要以心理暗示和采用重复暗示语来对患者进行治疗。具体方法：若抑郁症患者常常不接受自己，那么就教导他"尽管我有不完美的地方，但我还是深深地爱着我自己"，以此反复地暗示他能接受不完美的自己。情志相胜的应用则遵循中医古法，运用相制的情志把消极因素从患者心理中抵消，同时使他们的负面情绪找到一个宣泄口，让自我正面的、积极的情绪能够得以释放。经全程治疗后，近68%的抑郁症患者症状在3个月之内得到缓解。

3. 调理饮食

精血与水谷的充盈保障了神的正常活动。饮食是保证人生命运转必不可少的基础物质。而精血是用来生神和载神的，饮食滋养精血且调神，若饮食不当或不足则会损伤神，《素问·汤液醪醴论》曰："精气弛坏，营泣卫除，故神去之而病不愈。"对于饮食的养神重在益精，精气旺则神全。合理饮食可以治疗异常的精神疾病。

个体情绪的过激波动会导致食欲降低，如《灵枢·杂病》云"喜怒而不欲食"；忧思恼怒，气机郁结，横逆犯胃均会导致饮食出现异常情况。而情志类疾病则直接影响正常的饮食，如《灵枢·癫狂》曰："狂者多食……厥逆为病也……烦而不能食。"通过调节饮食可以治理精神活动的异常，而不当的饮食会损伤人体，轻则致病，重则伤神。对此，《黄帝内经》提出了饮食合理搭配的原则，即以五为期，不偏不倚。《素问·脏气法时论》曰："五谷为养，五果为助，五畜为益，五菜为充，气味合而服之，以补精益气。"若长期选择一类食物食用会影响情志的平衡。《备急千金方二十六·食治方》曰："食谷者则有智而劳神，食草者则愚痴而多力，食肉者则勇猛而多嗔。"可见，饮食搭配不合理会伤神，故在调理饮食时应注意对应脏腑所宜所忌的食物。西医学的研究观点也与此相通。美国密歇根大学教授肯特·贝里奇指出，抑郁状态会刺激人体大脑激素分泌紊乱，促使人们产生过量饮食的行为。抑郁症患者往往会因为精神紊乱，不能自主控制饮食行为，出现暴饮暴食、厌食、吞咽困难等现象。故在饮食方面，宜合理搭配。生活中可根据药食同源理论选择食物，例如小米具有和胃安眠等功效，芹菜可以清热平肝、解郁安神。这些食物都具有针对抑郁症所表现出的郁和堵相对应的疏、通作用。对抑郁症患者而言，合理饮食，尤其是食用应季节的食物，可以对抑郁症的康复治疗起到显著辅助作用。

饮食调理的具体运用如下。仲捷的研究显示，在日常饮食中摄入足量蔬菜和全谷物能有效降低患抑郁症的概率。他采用饮食分组对照疗法，结果显示遵循低脂、少热量、多蔬菜饮食的人比暴饮暴食、高热量饮食的人发生抑郁症的可能性降低28%。他还发现，食用饱和脂肪及红肉含量较高，但是水果和蔬菜摄入量较低的人，患抑郁症的风险比其他人群要高。在针对抑郁症患者的治疗方式上，辅助以更接近低热量、偏向自然食材饮食习惯的治愈率比单纯使用药物高36%。英国曼彻斯特大学对饮食与抑郁症的康复关联问题做了试验研究，他们检验了饮食方式转变对于抑郁症状的影响程度。试验结果显示，低脂肪和低热量饮食再加上适量的运动尤其有利于缓解抑郁症状。与低热量、低脂肪的试验者相比，大量食用高热量、高脂肪食物的试验者患抑郁症的风险增长了48%。他们的研究还表明，饮食方面选择偏好碳水化合物和多糖类食品是抑郁症的诱因。

4. 动静结合

现代科学研究也表明，中医的各种导引功和静坐法可以使抑郁症患者的交感神经系统紧张性下降，因而可以诱使抑郁情绪得到改善。适当的运动和静坐可以按摩内脏，促进血液循环，加快新陈代谢，使大脑精神系统得到充分的休息而达到整体放松的效果。《黄帝内经》养神虽以静为尊，但是适当的、合理的运动则能起到锦上添花的效果，同样不容小觑。动则身健，不动则体衰。这指出运动可以使整个形体气血通畅，不至于出现壅塞的情形。运动和静坐有利于抑郁症患者进入深度睡眠，从而疏导负面的心理情绪，缓解抑郁和焦虑情绪困扰。在生活空闲之余可以通过练习一些导引功来安心定神。导引功是一种通过有意识地调整思维和呼吸加以站、坐、卧的姿势，或静或动的自我修习，减少内在思想之担忧和外在事务之纷扰，以达到精神放松入静和宁心安神的效果，坚持长时间的练习还可使身体处于一种稳定平衡的状态，气血运行畅通无碍，精神充沛饱满，身心自然不会受到病邪干扰。现代生物学通过实验研究发现，导引功具有放松和修复大脑皮层细胞、减少负面情绪影响的功效，故导引功广泛适用于现代抑郁症的康复和治疗。练习静坐可以把外散的神内敛于心中，即是守神，过多的七情六欲会给人带来无穷的烦恼并以此扰乱情志的平衡，从而影响脏腑的功能运转。静坐练习可以增强自我控制和约束力，将注意力转移到人体内在而不是停留于感官的刺激和神的外散。

《黄帝内经》在养神方面的导引功对治疗和康复抑郁症有很好的作用，而且可以减少药物带来的副作用。练习导引功的临床措施如下：李小芳对大学生群体中的抑郁症患者采取太极拳的练习，针对内向、敏感的患者以太极推手的方式来使他们与人增加交流，树立独立和成熟的人生观，而相对外向的学生，就叫他们练习套路，使其放松身心。练习太极拳后的患者在接受心理辅导后取得了显著效果，且能走出抑郁症的困扰并开始正常的学习生活。经过 8 周的练习，采用抑郁自评量表对他们进行测试，两组练习者的抑郁症症状均有明显缓解，说明练习简单的太极拳套路可以有效地缓解抑郁症症状。

关涛将 50 名轻度抑郁症患者分为治疗组和非治疗组各 25 名，治疗组进行每周 3 次的五禽戏训练，持续 8 周，非治疗组则不采取任何措施。结果显示，五禽戏的练习可以有效降低轻度抑郁症患者 SDS 得分，在治疗后各项心理健康指标和抑郁倾向上都有非常显著的改善，并且增强了自信，抑郁症状得到明显改善。艾春启采用训练静坐方法研究抑郁症患者康复相关因素之影响。设定的样本总量为 180 名，分成静坐组和控制组各 90 人，静坐组每天静坐半小时，控制组没有任何措施。对两组患者试验结果进行测量记录，结论为静坐具有改善抑郁症病情、降低焦虑程度的积极结果，证明了静功的介入可以起到助推抑郁症康复的作用。

刘洪福等将 100 名大学生分为 2 组，一组采取每周 4 次、每次半小时的静坐练习，另一组不采取任何措施。结果显示，50

名试验组的试验者在练习静坐后的抑郁量表总分有明显下降趋势，说明练习静坐可以将抑郁的负面情绪有效转化。苏裕盛把98名抑郁症患者分为治疗组和对照组，每组49人，治疗组每天练习静坐40分钟，连续练习8周，非治疗组则只采取简单的药物治疗。结果显示，治疗组抑郁情绪的总有效疏导率为95%，远高于非治疗组的78.33%，说明持续进行静坐可以减缓抑郁症状。沈鹤军对36名抑郁症患者进行易筋经培训，每周让他们早晚练习各1次，每次练习20分钟，持续3个月。结果显示，易筋经可改善抑郁症患者的心理健康水平，练习前后的抑郁症状评分均明显下降，说明易筋经可以起到辅助改善患者病情的作用，能有效疏肝理气、调畅情志，改善抑郁倾向。

第四节 《黄帝内经》养神理论指导下的抑郁症患者生活方式调查

一

对象与方法

上述《黄帝内经》养神方法以抑郁症为例的应用，都是单从一个方面即通过睡眠、饮食、情志或动静结合的角度来入手的，单方面治疗的有效性已经证实《黄帝内经》养神生活方式对于抑郁症的正面作用。这就推动了本书将四个方面结合应用的设想产生。在完成理论的梳理后，应用阶段需要先通过调查问卷来查看这些试验者的生活方式是否符合《黄帝内经》养神生活方式的要求。并以此为据，为接下来探讨《黄帝内经》养神生活方式对抑郁症患者影响作用的应用提供方向上的参考和指导。

调查对象为北京国奥心理医院的初诊抑郁症患者，总计100名。对调查对象进行问卷调查。于2020年5～6月，在北京市国奥心理医院过去一年（2019年）门诊初诊的抑郁症患者中，选取轻度至中度患者共计100例作为样本。获得他们的知情同意后，对这100名抑郁症患者的发病时间和患病信息进行确认，并告之问卷的目的，确保每一名患者明了问题的大意，并确保患者在自主无干扰的条件下进行答题。

患者需要填写2个问卷。①汉密尔顿抑郁量表（HAMD）。该量表于1965年制定，内容包括饮食、睡眠及情志等方面，共计20道题目。该量表包括30个项目，评分标准：0～5分为正常；6～20分为轻度抑郁；21～35分为中度抑郁；36分及以上为重度抑郁。②生活方式调查问卷。为贴合《黄帝内经》养神方法，依据养神方面相关文献，以养神理论的施行特征为假设，制订正式调查表，设有28项题目（见附录一），包括基本情况、饮食、睡眠、情志、运动五个方面。具体内容为针对治疗抑郁症患者的养神生活方式的相关问题，如几点上床睡觉、饮食的情况如何、情志的状态怎么样、运动频率如何等。

生活方式调查问卷在设置问题时吸纳和参考了世界卫生组织

（WHO）四大"健康基石"的内容，如此为《黄帝内经》养神生活方式提供了对照参考。本问卷是研究者通过梳理文献、现有病例及国外研究结果而形成的。问卷依据前一章节《黄帝内经》养神理论在饮食、睡眠、情志、运动这四个方面的指导意义来设立问题，所设计的条目贴合实际，问题所涉及的内容对于被调查者具有普遍性，内容上已尽量简单化，并剔除不确定因素的影响，可以反映中医养神理念对生活方式的指导意义。

因患者分布遍及全国各地，故本问卷主要采用问卷星软件填写，针对不具备操作智能手机能力的患者，采取电话问询的方式来进行操作。在每一个部分问题下，均有一个为健康生活方式的选项，其余的则为不同程度的不健康生活方式选项。对这100名样本的调查结果进行统计分析、讨论，为下一步的试验形成可靠参照。

二

一般情况

调查总共发放问卷100份，收回有效问卷95份，有效率为95%。参与本次调查的患者男性为71名（74.7%），女性为24名（25.3%）。平均年龄为（36.6±11.4）岁，年龄为20～30岁的有58人，31～50岁32人，51岁及以上有5人。婚姻状况：已婚69名（72.6%），未婚26名（27.4%）（表6～表8）。

抑郁症患者生活方式现况：根据HAMD量表得分情况，95

人平均得分为 24.94 分，标准差为 7.15 分。按照抑郁症分数划分评定标准，其中轻度抑郁症患者 17 名（17.9%），中度抑郁者 78 名（82.1%）（表 9）。

对生活方式调查问卷结果进行分析，可以得出以下结论。首先是睡眠情况，入睡时间 21～22 点的 5 人，23～24 点的为 65 人，晚于 24 点的有 25 人。晚于 23 点入睡总共有 90 名，占总数的 94.7%（表 10）。其次是情志状况，经常发脾气的患者有 72 人，偶尔发怒的有 19 人，认为自己心情很平和的有 4 人；认为自己物质欲望很重的患者有 77 人，而相反认为自己不看重物质的有 18 人（表 11、表 12）。再次是运动情况，几乎不运动的患者有 91 人，每周运动 1 次的有 2 人，每周 2 次以上的为 2 人，没有天天运动的患者（表 13）。最后是饮食状况，喜食厚腻肥甘的患者有 86 人，清淡饮食的有 9 人，没有素食的患者（表 14）。

总体来看，按照《黄帝内经》养神生活方式的健康标准，本次问卷调查综合饮食、睡眠、情志、运动这四个方面均达到要求且属于健康生活方式范围的患者凤毛麟角。从单方面来看，睡眠健康以早于 23 点为标准，仅有 5 人符合要求，占总数的 5.3%。情志以心平气和为标准来衡量，只有 4 人符合，而欲望方面不太看重物质的有 18 人，分别占到总数的 4.2% 和 18.9%。而运动频率方面，不运动的患者比例为 95.8%。他们的运动量同正常人相比明显不足，只有不到 5% 的患者运动频率符合正常标准。饮食方面以清淡饮食为主的仅为 9.5%。95 名抑郁症患者中具有良好生活方式的占比不到 10%，其余的 90% 均为不健康生活方式的患者，而更重要的是，84.2% 的患者持续了两年以上的不健康生活方式，而这些患者都是 2 年内才被确诊为抑郁症的（表 15）。这意味着他们各自生活方式持续的时间早于其抑郁症的确诊时间，也就是说患者自身的生活方式与患有抑郁症有直接或者间接关系。这当然需要进一步的研究来证明，本书兹不具论。根据调查问卷来看，同时占据了睡眠时间晚于 23 点、饮食以肥甘厚腻为主、情志起伏较大、运动不频繁的患者有 86%。以上这些数据表明，自拟生活调查问卷突出反映了抑郁症患者的真实生活方式，将《黄帝内经》中有关于神的养护问题进行了广泛化、普遍化的应用，并将所得的信息进行了收集和精简，为下面的应用设计和进行提供了依据。

表 6　性别构成

性别	数量和比例
男	71（74.7%）
女	24（25.3%）

表 7　年龄比例

年龄	数量和比例
20 ～ 30 岁	58（61.1%）
31 ～ 50 岁	32（33.7%）
51 岁以上	5（5.3%）

表 8　婚姻状况

婚姻情况	数量和比例
已婚	69（72.6%）
未婚	26（27.4%）

表 9   量表得分

HAMD 得分	数量和比例
6 ～ 20 分（轻度抑郁）	17（17.9%）
21 ～ 35 分（中度抑郁）	78（82.1%）

表 10   睡眠时间

	数量和比例
21 ～ 22 点	5（5.3%）
23 ～ 24 点	65（68.4%）
晚于 24 点	25（26.3%）

表 11   情志状况

情志状况	数量和比例
经常发脾气	72（75.8%）
偶尔发怒	19（20.0%）
心情很平和	4（4.2%）

表 12   欲望状况

欲望状况	数量和比例
物质欲望很重	77（81.1%）
物质欲望不重	18（18.9%）

表 13   运动状况

运动状况	数量和比例
几乎不运动	91（95.8%）
每周 1 次	2（2.1%）
每周 2 次以上	2（2.1%）
天天运动	0（0%）

表14　饮食状况

饮食状况	数量和比例
喜食厚腻肥甘	86（91%）
清淡饮食	9（9.5%）
饮食为纯素食	0（0）

表15　症状持续时间

时长状况	数量和比例
2 年以上	80（84.2%）
1～2 年	9（9.5%）
1 年以下	6（6.3%）

第五节 | 《黄帝内经》养神生活方式治疗抑郁症的应用研究

一

研究资料

1. 研究对象

从之前参与问卷调查的 100 名抑郁症患者中随机抽取符合纳入标准的轻中度抑郁症患者 50 例作为研究对象。

2. 纳入标准

（1）符合抑郁症轻中度的诊断标准。

（2）汉密尔顿抑郁量表评分全部位于 6 ～ 35 分。

（3）年龄 20 ～ 60 岁。

（4）具有自主生活和自律能力。

（5）大专以上文化程度。

3. 排除标准

（1）有严重抑郁倾向及依赖抗抑郁药物维持的患者。

（2）有自杀倾向者。

（3）有躁狂发作史。

（4）有服用抗抑郁药物既往史者或正在服用药物的患者。

（5）不具备自主生活能力、需要他人监护照顾者。

（6）患有其他疾病如心、肝、脾、肾等功能不全者。

4. 脱落标准

（1）研究过程中，抑郁症患者不按照规定行使日常生活行为者，以及违反规定擅自决定生活方式连续两天以上者。

（2）若抑郁症状加重至重症（以量表测量为准），需要药物介入治疗者。

（3）治疗过程中因个人原因自愿退出或者失去联系一周以上的试验者。

二
研究方法

如何将《黄帝内经》养神生活方式的内容落实到以抑郁症为例的治疗之中，是本书要解决的问题。因《黄帝内经》养神理念具有一定的模糊性，其内容源自经验总结而不是现代科学试验，故在应用时需要将其进行对照试验来确保准确性。本书将《黄帝内经》养神理念指导的生活方式设为睡眠起居、饮食调整、情志精神、动静结合四个方面，因顺时养神和精神内守可纳入睡眠起居和情志、运动方面，至于祝由术所代表的暗示行为疗法则运用在情志方面。在对抑郁症患者生活习惯进行调查的基础上，以饮食、睡眠、运动和情志来调整抑郁症患者生活方式，并观察生活方式改变是否与其康复有关联。基于当前抑郁症超高的发病率和极低的治愈率现状，本书提出养神理念指导下的生活方式可治疗抑郁症的设想。

本研究设计拟准备 2 个组进行对照试验，即 1 个试验组和 1 个对照组，试验组采用养神生活方式，以《黄帝内经》的方法为主，辅以团体心理疗法，会在一定程度上以中为体、中西结合，参照世界卫生组织关于健康生活的要求标准，以符合现代人的生活节奏。对照组拟采用当下比较流行的团体心理治疗法来对抑郁症患者进行干预。两组内容均不涉及药物。如此，养神生活方式成为变量以便于观察结果。《黄帝内经》养神生活方式的具体设计内容如下。

1. 饮食

本方案的总体治疗注意饮食的良好配合。本方案中建议参与试验的抑郁症患者在治疗期间的饮食选择原则如下。首先依据《黄帝内经》五脏搭配的五味、五色来选择食物，遵循酸入肝、苦入心、甘入脾、辛入肺、咸入肾的原则，再结合五味搭配，如酸味主收敛、苦味主燥湿、甘味主缓急、辛味主发散、咸味主软坚的功效，以及五色补五脏的原则，即青色养肝、红色补心、黄色益脾、白色润肺、黑色补肾来为试验者选择搭配食物，比如在他们的饮食中加入大枣、山药、陈皮等疏肝理气的食物作为日常服用的食谱。其次建议试验者少食生冷寒凉食物，因生冷寒凉会损伤脾胃，避免多食水果和冷饮，且只宜吃少量的时令水果，因水果多属寒凉之性，多食会伤及脾胃，使脾胃不和而五脏受损，试验者在做饭时可加入温性的佐料（如葱、姜、蒜等）。再者试验者在做饭时中需要做到少油少盐，烹调用油每天不超过 25～30 克，盐的摄入以 6 克为上限。最后要求试验者少食肥甘厚腻食物。对抑郁症患者来说，辛辣、油腻、过咸、过甜、生冷食品的摄入量要及时控制，不宜过多，要根据自己的身体需求摄取适当的食物，不随心所欲，三餐的摄入要定时，尤其是晚饭时间不要过晚。在试验的过程中会严格要求试验者对每日的食谱进行记录，以便检查和调整。

2. 睡眠起居

本书遵循《黄帝内经》中"起居有常"来要求试验者安排睡眠时间。我们会要求试验者在合适时间进行睡眠，建立顺应自然、早睡早起的睡眠习惯。具体而言，春夏宜夜卧早起，秋季宜早卧早起，冬季宜早卧晚起。人体的十二条经络与十二时辰相配对，肝经同丑时（凌晨 1 ～ 3 点）相匹配，因此试验者最晚在凌晨 1 点之前应进入深度睡眠状态，故我们要求试验者在 23 点前必须上床睡觉，避免熬夜，而早上起床时间则定为 7 点。心经与午时（中午 11 ～ 13 点）相匹配，午睡以半小时为宜，此时最适合养心。因此在本次试验里，要求患者均在 23 点准时睡觉，7 点起床，保证他们一晚最少 8 小时的睡眠。作息应有规律，工作与学习劳作应安排在白天，夜晚则排除一切娱乐活动，只进行休息、睡眠，还应注意避免长时间不动的坐姿，在日常工作中做到劳逸结合。其他方面还应注意避免虚邪贼风的侵袭，睡眠环境避开风口。

3. 动静结合

本试验运用动静结合的方法来要求试验者，提供和教授试验者以形、神、意结合为主的导引练习和基本的静坐方法。具体手段包括导引法，以八段锦、静坐为主。这些运动的目的是运行气血、沟通表里、联系脏腑，从而保证生命活动的进行。我们为试验者设计了早上进行导引和步行运动，如八段锦（附录四），以及睡觉前进行静坐的练习。八段锦为中国古代流传下来的一套对于预防疾病、养生保健非常有效果的导引动功，已得到诸多实践验证。而静坐遵循静则守神原则，注重对人身从肚脐神阙穴往下到下丹田关元穴、尾闾长强穴，再上到命门区域的意念修炼来补充人体的精气和能量，以使精气饱满旺盛，建立强盛的免疫力。每天晨起练习八段锦 20 分钟，晚上在睡前进行静坐 20 分钟，可以根据练习的熟练度来增加难度和时长。我们同时主张试验者可以适当进行一些户外的有氧运动如慢跑等，也鼓励他们做其他的呼气吐纳导引术和健身气功，但运动不宜过于剧烈，以微微出汗为度，要保持适度的运动量。夜间由于阳气收藏，不适宜做运动，故以休息为主。

4. 调摄精神

试验过程中要特别注重对于试验者精神的保养，以培养他们乐观豁达的处世态度。我们采用教导方式来培养试验者节制私欲、调和喜怒的自我调节能力，引导试验者接受清净虚无、淡泊名利、志闲而少欲、心安而不惧、精神内守的《黄帝内经》养神理念，使他们尽量做到情绪稳定，减少情志的过多刺激。通过兴趣爱好调节情绪，培养适合自己的兴趣爱好。具体方法包括节制法、疏泄法、转移法。节制法要求试验者节制个人情感，维持日常的心理协调平衡，教导患者在遇事时多找自身的原因、不足，而不是过多地抱怨别人的过错。疏泄法即鼓励试验者将压抑在心中的不良负面情绪，通过倾诉、叫喊、满足条件下的击打物品等方式宣泄出来，倾诉对象可以是亲人或者自己信任的朋友，以求尽快恢复情志的平衡。转移法即运用《黄帝内经》祝由的移情法，通过改变试验者的抑郁状态和注意力，或改变其周围环境，使其从负面的抑郁情绪中转移出来，具体措施为当试验者产生抑郁情绪且无法自我纠正时，要引导试验者多出去走动或者将注意力转移到另一件事情上，比如听音乐、画画、看电视之类，避免持续的抑郁情绪发酵。

5. 团体心理治疗法

团体心理治疗法是由美国心理学家欧文·亚隆创立的。欧文·亚隆所创立的团体心理治疗法认为人需要对自己过去的行为负责。团体心理治疗鼓励大家去观察情绪行为，而不是从来访者的咨询中获取信息。团体疗法的作用体现在来访者可以尽情地分享和表达自我观点，为心理发泄和疏导提供了一个平台；由于参加团体活动的群体都是同类患者，故他们不会出现羞耻之心而不好开口。团体辅导的过程包括在讨论交流中进行倾听、反思、反馈。在团体治疗的过程中，患者可以了解到别人都遇到了哪些困难，以及他们是如何去面对的，可以从中学习和借鉴应对措施，他们用别人的经历扩充了自己的世界，发泄了心中的抑郁情绪，通过交流建立信任感，同时在反思中渐渐成熟以达到治愈抑郁症的目的。详细流程见附录五。

在确定应用方案后，采用随机对照的方法，将 50 例试验者随机分为两组，即试验组与对照组。试验组应用《黄帝内经》养神理念指导下的生活方式及欧文·亚隆团体心理治疗法进行治疗，对照组采取欧文·亚隆团体心理治疗法干预治疗，2 组的总治疗周期为 18 周。试验组每天都采用养神理念指导的生活方式来进行日常活动，团体心理治疗频率为每周 2 次，一次持续时间为 2 小时。对照组每周进行团体心理治疗 2 次，一次持续时间为 2 小时。试验组与对照组在试验开始、第 6 周、第 12 周、第 18 周分别进行汉密尔顿抑郁量表和抑郁自评量表的测评，以量表的整体测评结果为主要疗效指标，观察《黄帝内经》养神生活方式在抑郁症治疗中的疗效。采集正常人 25 例作为空白组，空白组样本参与所有量表测评 1 次，以对照试验组和对照组抑郁症患者的治疗后情况。

三

研究标准

1. 基线资料

一般人口学指标：姓名、年龄、文化程度、婚姻等。

2. 疗效标准

（1）主要指标：汉密尔顿抑郁量表（HAMD）和抑郁自评量表（SDS），代以英文 HAMD 和 SDS 简称。

（2）有效率：两组有效率以测量分值的减分率来计算，标准为 HAMD 和 SDS 治疗前后的减分率 [（治疗前总积分—治疗后总积分）除以治疗前的总积分再乘以 100%]。对于数值结果的评定标准如下。痊愈的标准为减分率大于 75%，显效的标准为减分率大于 50%、小于等于 75%，进步的标准为减分率大于等于 25%、小于等于 50%，无效的标准为减分率小于 25%。

3. 测量工具

（1）汉密尔顿抑郁量表：21 项最新版本。评分在 6 ～ 20 分为轻度抑郁，21 ～ 35 分为中度抑郁，36 分及以上则为严重抑郁。

（2）抑郁自评量表：53～62 分为轻度抑郁，63～72 分为中度抑郁，73 分及以上为重度抑郁。

4. 统计方法

采用 SPSS 21 建立数据库。计数资料用方差分析检验，等级资料用方差检验。资料条目描述使用均数标准差（$X \pm SD$）来表示。数据若符合正态分布，采用 T 检验、方差分析等方法对数据进行分析，反之采用非参数检验法。对计数资料采用卡方检验，以 P 值小于 0.05 为具备统计学意义，反之 P 值大于 0.05 则无统计学意义。对所有收集的资料建立数据库。通过对不同种类数据进行统计分析，寻找它们之间的关联。得出数据前后变化的规律，从而推出结论。

分析流程：本试验首先拟对试验组、对照组在第 6 周、第 12 周、第 18 周的 HAMD 和 SDS 的测评结果进行卡方处理。其次对试验组、对照组在开始和最后的测量数据与正常组进行两两对比，然后对试验组、对照组与正常组 HAMD、SDS 开始和结束的数据进行方差分析。最后为治疗组、对照组重复测量方差的组内组间检验对比。

5. 质量控制

为保证 HAMD、SDS 量表测评的质量，所有参与治疗的人员均来自北京国奥心理医院，且均为国家认证的二级心理咨询师。对于使用过程中的量表测评则由北京国奥心理医院的心理咨询师来进行辅助测量。

四
研究数据

1. 资料分析

（1）病例完成情况：把 50 名试验者随机分为治疗组与对照组，两组等分，试验组完成 25 例，对照组完成 25 例。另有 25 例正常人组成正常组，同样完成 25 例且资料完整（表 16）。

表 16　病例完成情况

	治疗组	对照组	合计
完成	25	25	50
脱落	0	0	0
合计	25	25	50

（2）患者整体信息情况：性别方面，试验组和对照组男性总共有 35 人，占 70.0%；女性 15 人，占 30.0%；男女比为 7：3。样本中年龄最小 22 岁，最大 47 岁，试验组的平均年龄是（35.8±7.41）岁，对照组为（34.28±7.174）岁。婚姻状况，试验组已婚的有 21 人，未婚的有 4 人，对照组已婚的有 18 人，未婚的有 7 人。正常组中，男性 15 人，女性 10 人。平均年龄为（35.6±8.593）岁；已婚的有 19 人，未婚的有 6 人。HAMD 测评得分情况，试验组和对照组总体为平均（24.94±4.73）分，试验组 HAMD 平均分为（25.12±4.702）分，对照组为 24.76±4.85。SDS 得分情况为平均分 66.1±2.88，最大分值

为 71，最小分值为 61，试验组 SDS 平均分为 65.52 ± 3.07，对照组 SDS 平均分为 66.68 ± 2.61。正常组 HAMD 平均分为 3.92 ± 1.412，SDS 得分 31.24 ± 7.21（表 17 ～表 19）。

表 17　试验组与对照组资料比较

名称	试验组	对照组	χ^2	P 值
年龄	35.8 ± 7.41	34.28 ± 7.174	0.737	0.232
SDS	65.52 ± 3.07	66.68 ± 2.61	−1.439	0.157
HAMD	25.12 ± 4.702	24.76 ± 4.85	0.266	0.791
男	16（64%）	19（76%）	0.857	0.355
女	9（36%）	6（24%）		
本科	22（88%）	20（80%）	0.149	0.7
大专	3（12%）	5（20%）		
未婚	4（12%）	7（20%）	1.049	0.306
已婚	21（88%）	18（80%）		

从上表可以看出，试验组在年龄、性别、教育信息及 HAMD、SDS 得分方面与对照组的基线一致，所有的 P 值均大于 0.05。利用卡方检验（交叉分析）及 T 检验去验证试验组和对照组在性别、年龄、教育、婚姻、HAMD、SDS 得分这六项的差异关系独立性，均表现出一致性。结果显示，试验组对于对照组不会表现出显著性差异（$P > 0.05$），经统计学检验后得出无显著差异的结果，两组具有可比性。

表18 试验组与正常组常规资料比较

名称	试验组	正常组	T/χ²	P值
年龄	35.8 ± 7.41	35.6 ± 8.593	0.088	0.465
教育	22/3	24/1	0.272	0.602
男	16	15	0.085	0.771
女	9	10		
婚姻	4/21	6/19	0.5	0.480

表19 对照组与正常组常规资料比较

名称	对照组	正常组	T/χ²	P值
年龄	34.28 ± 7.174	35.6 ± 8.593	0.590	0.558
教育	20/5	24/1	1.705	0.192
男	19	15	1.471	0.225
女	6	10		
婚姻	7/18	6/19	0.104	0.747

从上表可以看出，试验组与对照组在年龄、教育信息、性别得分方面与正常组的基线一致，所有的 P 值均大于 0.05。利用卡方检验（交叉分析）及 T 检验去验证试验组、对照组与正常组在性别、年龄、教育、婚姻这六项的差异关系独立性，均表现出一致性。结果显示，试验组、对照组对于正常组不会表现出显著性（$P > 0.05$），正常组在年龄、性别、教育信息方面与试验组、对照组基线一致，经统计学检验后得出试验组、对照组与正常组之间无显著差异的结果，具有可比性。

2. 试验组与对照组有效率比较

（1）第 6 周试验组与对照组有效率比较：试验组与对照组在分别采用各自的治疗方式进行到第 6 周后测量的数据显示如下。

HAMD 有效率：试验组痊愈 0 例（0%），显效 4 例（16%），好转 12 例（48%），无效 9 例（36%），有效率为 64%。对照组有效率：痊愈 0 例（0%），显效 2 例（8%），好转 8 例（32%），无效 15 例（60%），有效率为 40%。

SDS 有效率：试验组痊愈 0 例（0%），显效 2 例（8%），好转 12 例（48%），无效 11 例（44%），有效率为 56%。对照组有效率：痊愈 0 例（0%），显效 2 例（8%），好转 7 例（28%），无效 16 例（64%），有效率为 36%。

针对试验组与对照组 HAMD 与 SDS 在第 6 周后的有效率，利用卡方检验（交叉分析）去研究试验组与对照组的差异。从表 20、表 21 可以看出，HAMD 与 SDS 试验组样本对于对照组不会表现出显著性（$P > 0.05$），其中 HAMD 测评结果的 P 值为 0.117。SDS 测评结果的 P 值为 0.195，均大于 0.05，意味着试验组在第 6 周 HAMD 和 SDS 对于对照组的数值均表现出一致性，并没有表现出差异性。两组虽未有明显差异但试验组呈现出的有效率高于对照组。

表 20　第 6 周试验组与对照组 HAMD 有效率比较

组别	痊愈	显效	好转	无效	χ^2	P 值
试验组	0（0%）	4（16%）	12（48%）	9（36%）	2.452	0.117
对照组	0（0%）	2（8%）	8（32%）	15（60%）		

表 21 第 6 周试验组与对照组 SDS 有效率比较

组别	痊愈	显效	好转	无效	χ²	P 值
试验组	0（0%）	2（8%）	12（48%）	11（44%）	1.683	0.195
对照组	0（0%）	2（8%）	7（28%）	16（64%）		

（2）第 12 周试验组与对照组有效率比较：试验组与对照组在分别采用各自的治疗方式进行到第 12 周后测量的数据显示如下。

HAMD 有效率：试验组痊愈 8 例（32%），显效 11 例（44%），好转 4 例（16%），无效 2 例（8%），有效率为 92%。对照组有效率：痊愈 1 例（4%），显效 8 例（32%），好转 6 例（24%），无效 10 例（40%），有效率为 60%。

SDS 量表有效率：试验组痊愈 7 例（28%），显效 9 例（36%），好转 5 例（20%），无效 4 例（16%），有效率为 84%；对照组有效率情况为：痊愈 0 例（0%），显效 6 例（24%），好转 8 例（32%），无效 11 例（44%），有效率为 56%。

针对试验组与对照组 HAMD 与 SDS 在第 12 周后的有效率，利用卡方检验（交叉分析）去研究试验组与对照组的差异。从表 22、表 23 可以看出，HAMD 与 SDS 试验组样本对于对照组表现出了显著性（$P < 0.05$），其中 HAMD 测评结果的 P 值为 0.013，SDS 测评结果的 P 值为 0.031，均小于 0.05，意味着试验组在第 12 周时 HAMD 和 SDS 对于对照组的数值均表现出差异性，说明两组数据全部呈现出显著性意义，且试验组的有效率对比 6 周的数据要优于对照组。

表 22　第 12 周试验组与对照组 HAMD 有效率比较

组别	痊愈	显效	好转	无效	χ^2	P 值
试验组	8（32%）	11（44%）	4（16%）	2（8%）		
对照组	1（4%）	8（32%）	6（24%）	10（40%）	6.121	0.013

表 23　第 12 周试验组与对照组 SDS 有效率比较

组别	痊愈	显效	好转	无效	χ^2	P 值
试验组	7（28%）	9（36%）	5（20%）	4（16%）		
对照组	0（0%）	6（24%）	8（32%）	11（44%）	4.667	0.031

（3）第 18 周试验组与对照组有效率比较：试验组与对照组第 18 周的量表数据显示如下。

HAMD 有效率：试验组痊愈 14 例（56%），显效 6 例（24%），好转 3 例（12%），无效 2 例（8%），有效率为 92%；对照组有效率：痊愈 0 例（0%），显效 8 例（32%），好转 7 例（28%），无效 10 例（40%），有效率为 60%。

SDS 有效率：试验组痊愈 15 例（60%），显效 6 例（24%），好转 2 例（8%），无效 2 例（8%），有效率为 92%；对照组有效率情况为：痊愈 0 例（0%），显效 10 例（40%），好转 6 例（24%），无效 9 例（36%），有效率为 64%。

针对试验组与对照组 HAMD 与 SDS 在第 18 周后的有效率，利用卡方检验（交叉分析）去研究试验组与对照组的差异。从表 24、表 25 可以看出，HAMD 与 SDS 试验组样本对于对照组表现出了显著性差异（$P < 0.05$），其中 HAMD 测评结果的 P 值为

0.008，SDS 测评结果的 P 值为 0.017，均小于 0.05，意味着试验组在第 18 周时 HAMD 和 SDS 对于对照组的数值均表现出差异性，说明两组数据全部呈现出显著性意义，且试验组的有效率对比 12 周的数据要优于对照组。具体体现在试验组痊愈的数量分别为 14 和 15，而对照组的这项数据均为 0，说明随着治疗进程的深入，试验组的效果比对照组明显。

表 24　第 18 周试验组与对照组 HAMD 有效率比较

组别	痊愈	显效	好转	无效	χ^2	P 值
试验组	14（56%）	6（24%）	3（12%）	2（8%）	7.018	0.008
对照组	0（0）	8（32%）	7（28%）	10（40%）		

表 25　第 18 周试验组与对照组 SDS 有效率比较

组别	痊愈	显效	好转	无效	χ^2	P 值
试验组	15（60%）	6（24%）	2（8%）	2（8%）	5.711	0.017
对照组	0（0）	10（40%）	6（24%）	9（36%）		

3. 试验组、对照组与正常组开始与结束 T 检验比较

（1）第 0 周试验组与正常组比较：因每组样本的数量小于 30，故整体上采用概要 T 检验。结果显示，试验组在 HAMD 和 SDS 的初始评分与正常组相比，HAMD 和 SDS 的 T 值分别为 21.591 和 21.872，P 值均为 0，$P < 0.001$，说明两组数据全部在 HAMD 和 SDS 测量结果呈现出显著性差异（表 26）。

表 26　第 0 周试验组与正常组 HAMD 测评结果比较（X±SD）

方法	试验组	正常组	T	P 值
HAMD	25.12 ± 4.702	3.92 ± 1.412	21.591	0.000
SDS	65.52 ± 3.07	31.24 ± 7.21	21.872	0.000

（2）第 18 周试验组与正常组比较：采用概要 T 检验。结果显示，试验组在 18 周治疗结束时 HAMD 和 SDS 的初始评分与正常组相比，HAMD 和 SDS 的 T 值分别为 5.284 和 10.440，P 值均为 0，$P < 0.001$，说明两组数据全部在 HAMD 和 SDS 测量结果呈现出显著性差异。此时虽然试验组与正常组差异仍然显著，但是与初始相比已有了明显进步（表 27）。

表 27　第 18 周试验组与正常组 HAMD 量表测评结果比较（X±SD）

方法	试验组	正常组	T	P 值
HAMD	6.84 ± 2.375	3.92 ± 1.412	5.284	0.000
SDS	48.96 ± 4.477	31.24 ± 7.21	10.440	0.000

（3）第 0 周对照组与正常组比较：采用概要 T 检验。结果显示，对照组在 HAMD 和 SDS 的初始评分与正常组相比，HAMD 和 SDS 的 T 值分别为 20.628 和 23.109，P 值均为 0，$P < 0.001$，说明两组数据全部在 HAMD 和 SDS 测量数据具有显著差异（表 28）。

表 28　第 0 周对照组与正常组 HAMD 测评结果比较（X±SD）

方法	对照组	正常组	T	P 值
HAMD	24.76 ± 4.85	3.92 ± 1.412	20.628	0.000
SDS	66.68 ± 2.61	31.24 ± 7.21	23.109	0.000

（4）第 18 周对照组与正常组比较：采用概要 T 检验。结果显示，对照组在第 18 周 HAMD 和 SDS 的初始评分与正常组相比，HAMD 和 SDS 的 T 值分别为 10.046 和 16.940，P 值均为 0，$P < 0.001$，说明两组数据全部在 HAMD 和 SDS 测量方面呈现出显著性差异（表 29）。

表 29　第 18 周对照组与正常组 HAMD 测评结果比较（X ± SD）

方法	对照组	正常组	Z（T）	P 值
HAMD	14.44 ± 5.042	3.92 ± 1.412	10.046	0.000
SDS	57.86 ± 3.123	31.24 ± 7.21	16.940	0.000

4. 试验组、对照组与正常组开始与结束方差分析比较

利用单因素方差分析去研究试验组与正常组的差异性，可以看出试验组对于正常组全部均呈现出显著性差异（$P < 0.05$），意味着试验组对于正常组均有着差异性。

具体分析可知，在开始阶段（第 0 周），HAMD 呈现出显著性（F=466.160，P=0.000），对于 SDS 呈现出 0.01 水平显著性（F=479.379，P=0.000）。HAMD 量表方面，试验组的平均值为 25.12，会明显高于正常的平均值 3.92；SDS 量表方面，试验组的平均值为 65.52，会明显高于正常组的平均值 31.24。

在第 18 周阶段，HAMD 数据呈现出显著性差异（F=27.925，P=0.000），在第 18 周对于 SDS 呈现出显著性差异（F=109.184，P=0.000）。HAMD 量表方面，试验组的平均值为 6.84，会明显高于正常组的平均值 3.92。SDS 量表方面，试验组的平均值

为 48.96，会明显高于正常组的平均值 31.24。总结可知，试验组与正常组对于 HAMD、SDS 在开始和结束阶段全部呈现出显著性差异（表 30、表 31）。

表 30　试验组开始数据与正常组比较

方法	试验组	正常组	F 值	P 值
HAMD	25.12 ± 4.702	3.92 ± 1.412	466.160	0.000
SDS	65.52 ± 3.07	31.24 ± 7.21	479.379	0.000

表 31　试验组结束数据与正常组比较

方法	试验组	正常组	F 值	P 值
HAMD	6.84 ± 2.375	3.92 ± 1.412	27.925	0.000
SDS	48.96 ± 4.477	31.24 ± 7.21	109.184	0.000

利用单因素方差分析去研究对照组与正常组的差异性，可以看出，对照组与正常组呈现出显著性差异（$P < 0.05$）。

具体分析可知，在开始阶段（0 周）对于 HAMD 呈现出显著性差异（$F=425.512$，$P=0.000$），对于 SDS 呈现出显著性差异（$F=535.225$，$P=0.000$）。HAMD 量表方面，对照组的平均值为 24.76，会明显高于正常的平均值 3.92；SDS 量表方面，对照组的平均值为 66.68，会明显高于正常组的平均值 31.24。

在第 18 周阶段 HAMD 数据呈现出显著性差异（$F=100.915$，$P=0.000$），在第 18 周对于 SDS 呈现出显著性差异（$F=286.265$，$P=0.000$）。HAMD 量表方面，对照组的平均值为 14.44，会明显高于正常组的平均值 3.92。SDS 量表方面，对照组的平均值为

57.86，会明显高于正常组的平均值 31.24。总结可知：对照组与于正常组的 HAMD、SDS 在开始和结束阶段全部呈现出显著性差异（表 32、表 33）。

表 32　对照组开始数据与正常组比较

方法	对照组	正常组	F 值	P
HAMD	24.76 ± 4.85	3.92 ± 1.412	425.512	0.000
SDS	66.68 ± 2.61	31.24 ± 7.21	535.225	0.000

表 33　对照组结束数据与正常组比较

方法	对照组	正常组	F 值	P 值
HAMD	14.44 ± 5.042	3.92 ± 1.412	100.915	0.000
SDS	57.86 ± 3.123	31.24 ± 7.21	286.265	0.000

5. 试验组、对照组与正常组重复测量方差比较

（1）组内比较：试验组和对照组内多个时间点比较使用重复测量方差分析。结果显示，HAMD 评分试验组 $F = 202.863$，$P < 0.01$，对照组 $F = 77.851$，$P < 0.05$，说明两组从开始至结束的治疗结果差异具有统计学意义（表 34）。

SDS 评分方面，试验组 F 值 $= 28.673$，$P < 0.01$，说明从开始至结束的治疗结果差异具有统计学意义；对照组 $F = 12.852$，$P < 0.05$，差异具有显著性。由此可见，随着不同时间的增加，试验组和对照组 HAMD 和 SDS 所测的分数随之降低，$P < 0.01$，有统计学意义（表 35）。

表 34　试验组、对照组 HAMD 组内比较

HAMD	0 周	6 周	12 周	18 周	F 值	P 值
试验组	25.12 ± 4.702	21.88 ± 4.035	13.56 ± 2.931	6.84 ± 2.375	202.86	0.000
对照组	24.76 ± 4.85	23.12 ± 4.206	19.8 ± 3.83	14.44 ± 5.042	77.851	0.000

表 35　试验组对照组 SDS 组内比较（X±SD）

SDS	0 周	6 周	12 周	18 周	F 值	P 值
试验组	65.52 ± 3.07	60.4 ± 3.959	56.04 ± 4.046	48.96 ± 4.477	28.673	0.000
对照组	66.68 ± 2.61	64.6 ± 2.177	62.28 ± 2.301	57.86 ± 3.123	12.852	0.000

（2）组间比较：因试验有试验组和对照组，因而使用 Mann Whitney 检验统计量。试验组样本对于对照组呈现出显著性差异（$P < 0.05$），意味着两组的测量结果有统计学意义。

对于 HAMD 数据的具体分析可知，试验组对于对照组呈现出 0.01 水平显著性（$P < 0.01$），Z=−3.383（表 36）。具体对比两组的中位数差异可知，试验组的中位数为 16.500，会明显低于对照组的中位数 21.000（图 2）。分析显示试验组对于对照组呈现出显著性差异。

对于 SDS 数据具体分析可知，试验组对于对照组呈现出 0.01 水平显著性（$P < 0.01$），Z 值 =−5.008（表 36）。具体对比两组的中位数差异可知，试验组的中位数为 58.000，会明显低于

对照组的中位数 63.000（图 3）。分析显示试验组对于对照组呈现出显著性差异。

测量结果

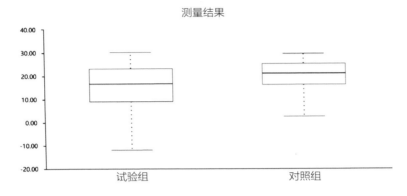

图 2　试验组、对照组组间 HAMD 得分中位数比较

测量结果

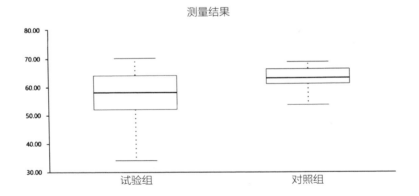

图 3　试验组、对照组组间 SDS 得分中位数比较

表 36　试验组与对照组组间比较（X±SD）

项目	组别	开始	6 周	12 周	18 周	Z 值	P 值
HAMD	试验组	25.12 ± 4.702	21.8 ± 4.035	13.56 ± 2.931	6.84 ± 2.375	−3.383	0.001
	对照组	24.76 ± 4.85	23.1 ± 4.206	19.8 ± 3.83	14.4 ± 5.042		
SDS	试验组	65.52 ± 3.07	60.4 ± 3.959	56.04 ± 4.046	48.9 ± 4.477	−5.008	0.000
	对照组	66.68 ± 2.61	64.6 ± 2.177	62.28 ± 2.301	57.8 ± 3.123		

五
总结与分析

1. 总结

对上述应用研究数据进行归纳，试验组在基本信息及 HAMD、SDS 得分方面与对照组的基线一致，所有的 P 值均大于 0.05。利用卡方检验及 T 检验去验证试验组和对照组在性别、年龄、教育、婚姻、HAMD、SDS 得分这六项的差异关系呈现出独立性，均表现出一致性。结果显示试验组与对照组具有可比性，且两组之间并没有明显的差异性。试验组与对照组在年龄、性别、教育信息及 HAMD、SDS 得分方面与正常组的基线一致，所有的 P 值均大于 0.05，且试验组、对照组与正常组在性别、年龄、教育、婚姻这四项的差异关系呈现出独立性，均表现出一致性。结果显示，试验组、对照组对于正常组基本信息与试验组、对照组基线一致，具有可比性，且试验组、对照组与正常之间并没有明显的差异性。

试验组与对照组在第 6 周的测量结果显示，HAMD 量表有效率情况：试验组有效率为 64%，对照组有效率情况为 40%。SDS 量表有效率情况：有效率为 56%，对照组有效率为 36%。HAMD 与 SDS 试验组样本对于对照组不会表现出显著性差异（$P > 0.05$），HAMD 组和 SDS 组的 P 值均大于 0.05。

试验组与对照组在第 12 周后测量的量表数据显示，试验组 HAMD 量表有效率达到 92%，对照组有效率情况为有效率为 60%。SDS 量表有效率情况：试验组痊愈了 7 例，有效率为 84%；对照组有效率为 56%。HAMD 与 SDS 试验组样本对于对照组表现出了显著性差异（$P < 0.05$），其中 HAMD 组和 SDS 组的 P 值均小于 0.05，意味着试验组在第 12 周时 HAMD 和 SDS 对于对照组的数值均表现出了显著性差异。

试验组与对照组在第 18 周后测量的量表数据表明，试验组 HAMD 量表结果痊愈 14 例，总有效率为 92%；对照组痊愈 0 例，总有效率为 60%。HAMD 与 SDS 试验组样本对于对照组表现出了显著性差异（$P < 0.05$），HAMD 组和 SDS 组的 P 值均小于 0.05，意味着试验组在第 18 周时 HAMD 和 SDS 的数值与对照组的数据有差异性意义。在第 18 周时试验组 HAMD 有效率 92% 远高于对照组的 60%，说明随着治疗进程的深入，试验组的效果比对照组明显。

两组 HAMD 和 SDS 四个时间点的有效率比较表明试验组的

有效率优于对照组，显示中医养神理念指导的生活方式对于抑郁症的治疗具有有益效果。

试验组在初始和治疗第 18 周与正常组的比较显示，P 值均 < 0.001，表现出差异性，说明两组全部在 HAMD 和 SDS 测量方面呈现出显著性差异。此时虽然试验组与正常组差异显著，但是与初始相比已有了明显进步。而利用单因素方差分析去研究试验组与正常组的差异性，试验组对于正常组全部均呈现出显著性差异（$P < 0.05$），意味着试验组对于正常组有差异性。

试验组在开始的 HAMD 平均值为 25.12，经过 18 周的治疗后降为 6.84，略微高于正常组的平均值 3.92；SDS 量表方面，试验组的开始的平均值为 65.52，经过 18 周的治疗后降为 48.96，虽然高于正常组的平均值 31.24，但已低于 SDS 所要求的 53 分的抑郁症标准线。对照组治疗 18 周的 HAMD 平均值为 14.44，SDS 量表平均值为 57.86，不仅高于试验组的数据，且未达到各自抑郁症的康复标准分数线（HAMD=5，SDS=53），可见试验组和对照组对于正常组在 HAMD、SDS 开始和结束阶段均呈现出差异。但是试验组的数据已全部降至量表对于抑郁症的评分标准线，而对照组则未达标。试验组与对照组的组内、组间比较结果显示，两组的组内差异具有统计学意义。在四个时间点，试验组样本对于对照组全部均呈现出显著性差异（$P < 0.05$）。试验组的 HAMD 中位数 16.500，会明显低于对照组的中位数 21.000，而试验组的 SDS 中位数 58.000，会明显低于对照组的中位数 63.000。随着不同时间的增加，两组 HAMD 和 SDS 所测的分数随之降低，$P < 0.01$，差异有统计学意义。

2.分析

本次研究分为两组，试验组重点使用《黄帝内经》养神生活方式辅以团体心理治疗法，而对照组则仅采用心理学团体治疗法。通过对抑郁症患者临床的表现与量表评分，来观察《黄帝内经》养神理念指导的生活方式对抑郁症患者整体疗效的影响。综合来看，试验组的疗效显示在第18周后的HAMD、SDS抑郁测量分值恢复到正常数值。测量结果显示，养神健康生活方式疗法能够有效降低抑郁症患者自测评分。研究结果通过量化的分数，体现出《黄帝内经》养神理念指导下的生活方式可以针对抑郁症患者产生有效康复效果，随着治疗时间的深入，两组的结果也呈现出显著性差异，同时试验组和正常组的差异也随着时间的进行而逐渐缩小，尤其是在主要指标HAMD分数方面，试验组最终的有效率升至92%，平均分数从25.12降至6.84。这个结果表明在25人的试验组中有23人经过《黄帝内经》养神生活方式的调理起到显著效果。不仅如此，他们的抑郁测量分数也达到了正常人的范围标准。

抑郁症患者常出现工作生活方式不规律，且羞耻于就医，导致症状的加重，需要对其进行生活方式上的引导来改变过去不良的精神状态。试验组与对照组在生活方式上的综合评分明显异于正常组。生活方式体现在与自然的关系、饮食习惯、作息规律及情志调适与控制上，如果一直沿用不良的生活方式，则不利于疾病的康复。《黄帝内经》养神理念指导下的生活方式有利于矫正抑郁症患者的整体状况。试验组18周后的汉密尔顿抑郁自测量表评分结果，显示抑郁症患者已经恢复至接近正常组水平，进一步验证了《黄帝内经》养神生活方式应用治疗抑郁症的实践有效性。

本试验以养神理念为治则，以引导患者建立健康的生活方式为实践方法，不仅在这18周的治疗过程中教导患者如何调整以养神为基的健康生活方式，以及如何调理个人情志，还为今后患者长期生活提供了方向上的指导规划，以免抑郁症再次复发甚至加重，体现出了养神理念治未病的理念。从对试验组HAMD、SDS的最终测量分数可以看出，有23名患者的得分已经位于安全区，即脱离了抑郁症的诊断分数范围，且这些患者已无明显的抑郁症状，但是我们不能单单只考虑量表数值，还应看到试验组与正常组之间的差异。这表明试验组在今后仍然需要巩固现有的治疗成果。对照组在第18周的HAMD评分也表现出了明显的恢复状态，但是与正常组的评分相比仍然较高（$P < 0.01$），试验组最后的评分更加接近于正常人的水平，说明《黄帝内经》养神生活方式的有效性是随着时间的进展进行性显现的。

本章小结

概括地说，抑郁症表现为以情绪低落、活动意愿减少的精力降低为主要症状，属于中医学的郁病范畴。抑郁症与郁病两者在病因、病机上互相交叉，中医学对郁病在情志方面的认识已经包括了现代抑郁症的发病机制。抑郁症的发病及康复治疗均与神和养神息息相关。神的异常会引发抑郁症状，而对睡眠、饮食、情志、运动的分别调理可以治疗抑郁症。养神所倡导的是一种顺应自然的整体观，尊重个体的差异性和主张以养为主、防治结合的治疗理念，针对抑郁症患者的自拟生活调查问卷突出了他们的真实生活方式，将《黄帝内经》理论中有关于神的养护问题进行了广泛化、普遍化的应用，并将所得到的主观返回信息进行了收集和精简，为接下来的试验设计和进行提供了依据。《黄帝内经》养神方法的实践重视和顺应自然四季的变化规律，做到起居有常、饮食有节、睡眠规律，并辅以动静结合。这些养神方法均对抑郁症的康复治疗起到了重要作用。

整个应用试验的治疗过程中，我们的主要目标为促使试验患者的自律性激发，在每一天的生活方式改善中增强他们的自信心，从而能对明天的每一项行动有所期盼，让患者重新体验由养神理论主导下新生活方式带来的改变。因为抑郁症患者的患病时间达 2 年之久，故他们的不良生活习惯已保持至少 2 年以上，虽然整个治疗过程取得了理想的效果，但是根据实际情况来看，仍需要在践行方面对试验者进行不间断重复的引导和强化。我们发现在试验过程中，大部分患者具有自主改变生活方式的强烈愿望，但往往在每天的行动中难以做到持之以恒，还会因为缺乏动力而感到沮丧，这就需要我们的治疗师不断地提醒和鼓励他们，也相对地增加了试验的整体难度，未来应找到对应的办法以更好地提高应用试验效率。

第五章

《黄帝内经》养神理论应用价值思考与市场前瞻

| 第一节 | 《黄帝内经》养神理论应用价值思考

一

《黄帝内经》养神理论的价值特征如何彰显

概而论之，对健康的定义不仅局限于身体，也包含心理、精神层面的健康，只有身心俱安，才可称为健康。《黄帝内经》养神内容实践的对象是天地、万物、自然、社会生存变化的整体，全方位地运用整个人的身心去感知和把握自然本性。本书首先分别阐释了神与养神的含义和特征，《黄帝内经》之神分行其令。具有自然界运动变化的规律、人之生命力主宰、主管人的情志活动、生命现象的外延，以及神分属五脏统于心的特点，而神的异常可导致疾病发生，养神的方法包括药物和针灸、祝由术、精神内守、顺情理志、顺时养神、饮食调神、睡眠养神、静坐导引。养神的特征体现为神是调控情志的重要手段，精神养护是养生防病之本，以神形合一保障生命健康，养神是人生超越的途径。

人体之神的状态会直接影响身体的健康，重视调摄精神应做到守神内敛，以不使其外耗为准。当今社会高速的生活节奏和日益增长的各种压力给人们带来的是不易察觉的精神隐患，影响人的精神健康，还会导致神的不全、不使，从而减弱和影响治疗效果。故《黄帝内经》养神理论提倡人们应当做到节欲内敛，劳逸结合，不违反自然规律，这样才能全神安康。神为正气，具有保护人体免受外邪侵袭的功效。神若不足、不使，则人体无法发挥卫护的功能，故萌生疾病。通过对神的养护，使神应于内而不外耗，神使则可进行人体的自我调节，以达到自愈的效果。

  《黄帝内经》养神理论并非源于现代科技仪器实验，而是源自生活的点滴实践、临床治疗中所获得的行之有效的体验。在养神理论中，心是关键所在，论及神首先要谈心。中医学提倡将心理的调养置于首位，心藏神，为君主之官，《黄帝内经》养神治疗重视"治神"抑或"医心"，"欲治其疾，先治其心"。心藏神为诸脏之主，只有心神正常运作，形体才能健康。我们可以通过对心神的阐释，来解释养神思想中所包含的深远意义，以及它对于抑郁症状的整体认知和作用。首先，心有三个层面的内涵。就心作为人体心脏的字义而言，它表示肉体的心脏，承载的是生理功能。心为神之变也，中医学所论及的心表示抽象的、不可见的神的变化。生物之形体进化至精粹之处即为心，《医宗金鉴》曰："形之精粹处名心。"可见心为形体的精粹大成之物。心所含为天之所赋，富有灵性，包含了个体的发展和为人的条件。心的含义包括人的情感、思想、意识、性格、意志等。在《黄帝内经》里，心已经完全超越了肉体之心脏，心神所代表的是人的情感与觉知，以及人的灵性和智慧。其次，心还可以作为天地之心，即蕴含道德于其中来表示，这里的心可以理解为包含天下至理的普世之心，人是精神生命与肉体生命相结合的生命体，《黄帝内经》养神内容中认为神是形体的主宰，养神即是养心，心主神明、为一身之主的观点在此无需赘述。所以，养心就是要使心术正，正其位了人才不会被物欲迷惑。

《黄帝内经》养神理论从理念到实践都可以渗透到现代生活里

除对心神的养护之外，《黄帝内经》养神理论还倡导一种顺应自然的整体观，尊重个体的差异性和主张以养为主、防治结合的治疗理念。养神的指导思想表现为整体观念指导下的天人相应，人禀天地阴阳之气而生，与自然变化是息息相通的，四季更迭、温凉寒热，均会影响人体气血运行和生理、心理状况。而养神也可以概括为顺应四季变化，顺应表现为做到随时调整情志，保持恬惔宁静，如此精神才不会轻易受到损伤，从而保持健旺的状态。养神理念重视人的自然属性，同时强调个体需保持平和的心态以达到"精神内守"的目的。诸如祝由、调理情志等方法就利用了象征自然的力量与人的心理状态，引导患者主动建立自信的理念，体现了现代心理精神分析中运用潜意识和动机的相关内容。而情志疗法则反映了一种分析病因、病机进而进行心理疏导的机制体系。情志调理可以使患者被动地接受医者的施治达到中和，也可以通过自我修习导引、静坐来平和情志。祝由疗法和行为疗法与西方心理学的认知干预疗法有颇多近似之处。可见中医在治疗疾病方面所采用的原则是以疏为主，促使患者建立自我修复、自我认知的关系而自愈，几乎没有药物毒副作用，甚至没有反弹的可能性，因为患者已经在潜意识里建立了自我修复和重建的习惯。养神理论有助于人们反思自身，从内心深处去认识个体精神生命的健康。《黄帝内经》养神之法虽多，但总结起来不外乎两点，即调身与调心。总以调身为核心，调身亦为调心之准备前提。保持心神的清静有利于气机的通行无碍。精神处于稳定状态可以使全身气机运动和谐，可使正常人不易生病，也为疾病的康复治疗提供便利。

　　《黄帝内经》养神之法应用在生活中不外乎为一种生活方式。这既扩大了养神一般意义上的内涵，又把理论与实际应用联系起来。与西方健康生活方式的内涵相比，两者在大方向上差距甚微。《黄帝内经》养神生活方式强调整体协调的核心精神，将生活方式立足在生命层面，有助于人们重新审视现有的生活方式和行为活动。人们日常的饮食、作息、运动、心理变化等生活元素无疑不受到自然规律即四时阴阳变化的影响。故有针对性地调节生活行为，使躯体与心理适应内外环境的变化，有利于促进情志类疾病患者康复目标的实现。归根结底，《黄帝内经》健康生活方式的概念具有非医疗、具体化、生活化、广泛化的特点，特别凸显了应用于日常生活中的理念。其内容源于生活，而非凭空论断，其应用不涉及专业医生进行药物配伍，可以随时拿来应用于自身，且使用者不需要研习高深的医理。其适用面广泛，不仅可以对疾病进行康复治疗，还可起到协调生理功能、保护防御外邪、延续生命长度的作用。《黄帝内经》养神理论已然勾勒出了通往健康大道的蓝图，把人看作一个整体，重视精神对形体健康的作用，重视个人生活方式在健康中所扮演的角色。其蕴含着深邃的智慧，包含有关人体生命问题深刻认识，对人类身心健康的研究具有不言而喻的指导意义和揭示作用。

第二节 | 《黄帝内经》养神理论市场应用前瞻

一 《黄帝内经》养神理论的应用价值如何呈现和实现

　　根据世界卫生组织（WHO）针对全球范围内医院的统计调查结果，截至 2020 年，抑郁症的患病率高至 9.7%，已确诊和潜在的隐形患者人数高达 3 亿人。抑郁症具有发病率高和不易自我觉察的潜伏性，很多患者并未意识到个人已患抑郁症，且随着病情的加重，部分重度患者都有自杀倾向。抑郁症已严重干扰到人们的生活，故急需采取恰当的方法进行防治。《黄帝内经》养神理论涵盖了情志、睡眠、饮食、运动等。其核心原则主要体现在顺应自然和精神内守两方面。在养神方法的实践过程中，应重视和顺应自然四季的变化规律，做到起居有常、饮食有节，并辅以动静结合贯穿于日常生活之中。如此才能达到百脉疏通、心境恬恢的效果。上述四个方面探讨了《黄帝内经》养神方法是如何治疗抑郁症的，但是目前所研究的以抑郁症为例的治疗都是单从一个方面，即通过睡眠、饮食、情志或动静结合的角度来入手的，临床上鲜有采取多方面、全方位的手段针对抑郁症进行试验的研究，尤其是中医治疗方面，多以针灸穴位、按摩经络为主来研究针对抑郁症的治疗。在这里，我们暂且假设采取《黄帝内经》养神理念涵盖衣食住行、情志调理的方法来对抑郁症患者进行日常生活上的试验，当这四个方面结合起来施行的时候，它的治疗效果如何呢？一个正常人如果能在睡眠、饮食、情志和动静结合方面做到顺应规律、健康有序，那么他的身心状态一定是和谐稳定的。对抑郁症患者来讲，尚且不能对养神的方法和药物所产生的效果对比下定论，但是其他研究应用结果已经对单方面的有效性有了肯定的结论。这就推动了笔者将四个方面结合应用设想的产生，而这四个方面都是我们每个人生活中每一天都要面对和接纳的因素，是无法逃离和避免的，故这也是一种生活方式，只不过评价生活方式健康与否的标准迥然不同罢了。若一个方面没有做到合乎标准，对应而来的结果一定是不完美的，比如饮食的紊乱、睡眠的障碍，都会加剧抑郁症患者的具体症状。《黄帝内经》所论之神看起来是不可捉摸的，但运用到实际生活不外乎以适宜和顺应自然规律为指导的对情志、睡眠、饮食和运动方面的调整方法，将它们合而为一地运用在抑郁症患者的生活方面会起到什么样的治愈效果，是我们下一步需要探究的内容。

在应用阶段，本书以抑郁症为例，首先从中医学视角挖掘了抑郁症的渊源与含义，说明其病名、病因病机、辨证治疗等基础内容。强调神与抑郁症发病、抑郁症与中医脏腑之神的关系，随后以养神理论指导下的生活方式与质量和抑郁症的关系为突破口，关注《黄帝内经》养神方法在抑郁症治疗中的意义与内涵，总结出了以调整睡眠为核心的调养准则，以舒畅情志为目的的调养方法，以调动饮食为目标的调养准则，以动静结合为核心的锻炼准则，分别列举了对应的成功例子，更进一步体现出养神生活方式对治疗抑郁症的主动作用。在应用部分，笔者主要设计了自拟调查问卷和试验研究，以关注抑郁症试验者的生活方式为目的的问卷设计为试验研究打下了良好基础。在对试验结果进行统计学分析后，笔者还论述了《黄帝内经》养神生活方式对现代人的启示。

在进一步临床应用时，本书将《黄帝内经》养神理念指导的生活方式内涵设定为影响健康的睡眠、饮食、情志、运动四个因素，在对试验者的生活习惯进行这四个方面的调查之后，确立了以饮食、睡眠、运动和情志来调整抑郁症患者生活方式，并观察其是否与康复有关联的初步应用设计。遵循随机对照的原则分配试验组和对照组。让试验者首先进行生活方式的问卷调查，在此基础上归纳总结他们的生活方式，然后进行时长 18 周的分组试验，运用不同的方法对数据进行科学处理分析。试验组采用《黄帝内经》养神理论指导的生活方式及团体心理疗法来治疗，对照组采用团体心理疗法治疗，两组均不涉及任何药物的介入。把HAMD 和 SDS 指数的变化作为疗效指标，分别在第 6 周、第 12周、第 18 周观察两组的数据差异。第 18 周时试验组的有效率远高于对照组，说明随着治疗进程的深入，试验组的效果比对照组明显。且试验组和正常组的差异也随着时间的推移而逐渐缩小，充分显示《黄帝内经》养神生活方式在改善抑郁症方面具有明显优势。

　　既然养神的方法对抑郁症的治疗康复有积极效果，那么是否也对其他的情志、心理疾病有效果，比如焦虑症、躁狂症等。这些推论虽然需要临床的验证，但是《黄帝内经》养神生活方式是指导患者自我调整日常起居和躯体精神行为，具有治疗方面的普适性。现代医学研究表明，超过半数的心理精神疾病患者有睡眠障碍、饮食不规律、懒惰不爱运动及情绪不稳定的表现，这就应和了养神生活方式四大方面的内容，即便是对没有情志类疾病的正常人来说，也应仿照《黄帝内经》的养神方法践行于自身生活中。比如当代人都热衷于随时翻看手机，过度观看手机等电子类产品会对人体之神有所消耗，通过闭目静坐可将耗散的脏腑之神弥补回来。其他例子还有现代人喜好点夜宵、暴饮暴食，此举最伤脾胃之神，而《黄帝内经》所提倡的饮食养神法可以解决这类问题。诸如此类的耗神、伤神行为不胜枚举，虽然当下并未患病，但已然种下病因，需对其进行调整，调整的具体行为即养神生活方式的介入。这种介入务必要落实于人身才能见效，并且需要持之以恒、勤勉为之，用日复一日、年复一年的努力来巩固。以饮食、睡眠、情志、运动这四个方面组成的养神生活方式可以在今后成为一种全新的治疗体系，不仅服务于情志、心理疾病的患者，还可作为其他疾病的辅助治疗手段，甚至对于健康人群也有着养生延年的功效，所谓有病疗病、无病养生。《黄帝内经》

养神生活方式的养成体现了由博返约地深化中医理论落地于简单应用实践的过程，对于今后抑郁症和情志类疾病，以及普遍大众的治疗和养成良好生活习惯具有指导意义，其现实效果值得引为借鉴。

二

《黄帝内经》养神理论未来前景展望

在科技迅猛发展的今天，许多人在享受高科技产品带来的便利的同时，也开始出现身心不适应的状态。日出而作、日落而息的自然生活状态基本荡然无存，人们总是在紧张与忙碌的工作节奏中晨昏颠倒。在社会环境巨变的影响下，人们的身心根本无法安顿，起居无节，妄自作劳，心理更难得平静安宁，以至于劳心伤神，形神相离。人类与自然的关系逐渐疏远，只有找到人作为自然、社会人的本来属性，将自身置于与自然共情的状态下才能得到身心的安康。《黄帝内经》养神理论与应用重视人的自然属性，寻求自然对人的认可，警醒我们保持本真：坦然面对自身的自然属性，最终获得精神上的平和。当我们应用《黄帝内经》中的养神理论获得了身心方面的健康时，对于人生境界更高层次的需求就显现了出来，这种需求是关乎精神心性的，唯有在身体和心理健康无病时才有暇顾忌。

首先，从《黄帝内经》养神理论的当代价值方面来看，养神理论反对人处在"唯我独尊"的地位，强调人要顺应自然规律来生活，这符合回归人性的理性呼唤。现代人总把自己的生命健康寄托于医生和医院，不从自身反省和主动改变。《黄帝内经》养神理念的核心目标应是保证人的生命健康，强调"心主神明"，认为在心神的主导下，精神活动是脏腑生理功能的外在表现。精神情志变化体现了生命过程中的心理活动，而良好的精神状态能为人提供抵御内外邪的保护。而心神能统领所有的精神情志活动，故调神为养心的第一手段。调神摄生的途径各异，但主要是从精神层面上保持清静状态，做到心境坦然。养神学说的原则在于在虚静中享受人生的充盈带来的喜悦，尽量避免尘世带来的顾虑，把大部分精力放在对大自然的静思上面，不强加个人意愿于别人身上，即不强迫、不强求。

从这个意义上来讲，所谓养神的应用就是去实现人动物性本能与道德原则之间的平衡，不受到冲动情绪的干扰就是养神的最佳境界，做到进退有余、随心所欲，行为皆发自于天性，此为养神的大成境界。如何去攀登人体之神的顶点呢，养神的最终目的是指向人性的至善境界。静则神显，静是一种内在感情，神则是外在容止，随着静的逐渐加深，对心的净化和培育也同样精进，自我私欲得到一定的压制和解决，神的道德性就体现出来了，最终与内心合二为一。养神的行为和认识并不诉诸于任何外在的力量和对象，它完完全全是内观内觉。《黄帝内经》养神的实践中提倡人们将所有的精神力量集中在自我内在世界上，去觉醒和挖掘那些生来自备的道德本性重见天日，让自己始终内观内心，夕惕若厉，严控私念的发展。当然养神的过程并非一帆风顺，它需要必要的时间去随时调整内心，日常生活中难免有七情六欲的波动，当烦躁的内心平息下来后，就需要为此对下一次的不可知的冲动和干扰做好准备，反反复复地对心神进行打磨和练习。故养神践行不仅是为了防治疾病，更多的是关注心性道德的修养。

其次，从未来的视角进行展望，《黄帝内经》养神理论的践行状态表现为一种清净内守的虚无静寂状态，无论是在行住坐卧的修炼还是生活的常态都遵循这一原则，坚信唯有无为无求才能体悟大道，从而做出正确的判断和行为，让万物复归自行其是的轨道上来，使人们充分发挥自己的天性去行事，而不是给他们束缚上人为的错误枷锁。养神的目的是使人的本性得到充分彰显，这也是不受滋扰的自由状态，人体之神得到放飞，每个人都能感受到自由，且这个享受自由的权利不会以牺牲他人的自由为代价，进而形体无一例外的皆无恙、健康，身心健康后才能去考虑更高层次的精神追求。在社会交往阶段，养神理念鼓励人去避免那些人为设计出来的压抑人性自然冲动的桎梏，倡导使人恢复到原始本性，不追求不合自然的感官情志刺激，在不对他人造成伤害的前提下无拘无束地释放情感，听从自己的内心，尽量使其单纯无忧，不为琐事羁绊。从某种程度上来讲，养神行为体现了强烈的保守主义精神，这些特质都深深地浸淫在中国人的日常生活中，与实用主义的特性结合在一起。比如养神理念的内容囊括了治病救人、修身养性及观察自然规律应用到自身生活的便利，而这些应用在一定程度上都有一个结界去约束着人们的行为。《黄帝内经》养神的内容特质没有向外扩张的倾向，相反的，它充满了内观、内敛、内省的思想，没有一点与自然、他人、社会做对抗的内容。它反映了一种自给自足的生活状态，对于外在的物质从不过分地索取，将精力放在关注精神世界而不是物质世界。

　　未来社会，人们会更加注重满足外在的生活物质需求，物质欲望和心理期望会成正比地日益增长，但是并未匹配与之相对应的行动和能力去达成期望。这就给人们带来了巨大的心理落差，从而导致抑郁和焦虑倾向，所引发的抑郁症、焦虑症及其他身心疾病是威胁健康和生活幸福的潜在因素，随之而来的是情绪持续消极，直至无处发泄而失控，甚至自杀，做出伤害他人和扰乱社会的负面行为。对于抑郁症及其他情志类疾病的患者来说，生活方式和行为因素占病因的主要成分，个体的生活方式及周边的生活环境对于患者的影响不容小觑。多数患者对于物质生活追求过度，因找不到生命存在的价值而感到困惑、痛苦。现代医学通过研究得出结论，人体生理疾病的治疗和康复不仅需要药物干预，同样依赖良好的心理状态。心理健康的达成需要稳定的情绪，过激情绪会引起神经功能紊乱，导致心理失衡而致病。而通过对中国传统《黄帝内经》养神理念的探究，能够促进个人的健康发展，不仅有利于情志、心理类疾病患者的康复，也对普通人在当代社会树立全面的健康生命观有所启迪。而作为传统医学的养神方法，其蕴含着丰富的实践经验，既与国人的文化背景相符，与国人心理特点相符合，又易使人接受。

　　综上所述，我们未来的发展方向不仅在于追求如何创新，还需要重拾过去的精华，认识到道德发展的要求。《黄帝内经》养神理念所倡导的是中和内守，走向极端就会产生变化。这里面有一个极限去衡量，超过了它的范围就是走向了极端。但是养神理论并没有划分出一个详细的、确切的界限去规定人们的诸多行为，因为这个世界上并没有一个绝对的、完全正确的规则可以迎合所有人的需要。就我们的目前生活而论，人前进或后退的极限空间的大小程度取决于他的主观感觉和客观环境，比如见过大海的人就会感叹湖泊的渺小，而只见过湖泊的人肯定不理解大海的宽阔。这就提示我们在养神理念的应用过程中要注意客观环境和主观认识的匹配问题，要提供给人们一个原则去践行自己的标准，而不是一刀切地给出一个结果来要求所有人去遵守。我们可以这么来看待《黄帝内经》养神原则，那就是反其道而行之，反其道而动也。因为在日常生活里，人们是顺从个人意愿和欲望去行事的，并没有觉知来提醒自己在何时何地要停止或放弃，绝大多数人只知道一味地向前，来满足欲望的极限，而一旦追求过度就会引发偏差，导致不良的后果，从而适得其反。此时《黄帝内经》养神的作用就是纠偏，即促使人们停止过激的行为。使人做事不过分，也就不会走向极端引来灾害。后天的欲望会干扰我们做出正确的判断，而养神对于生活方式的指导就是简洁、直接地作用于人的内心，使人毫不犹豫地实行知行合一的逆向反应，具体方法就是要求人们在日常生活中做到无欲或者少欲，这跟宗教的出世性质是有差别的，无欲偏向于个人的调整，是一种生活方式的养成，并不要求人们单纯为了降低欲望去出世修行。无欲的作用体现在对于已经伤害我们身心的行为，可以做到及时止损，减少对身心更大的伤害。

1.《黄帝内经》养神理论内涵丰富，神的内涵分类包括自然运动规律变化、生命力主宰、生命力外延、情感活动及鬼神高工。神会直接影响身体的健康，神不使、不足可导致疾病不愈。人体之神的状态是影响身体健康的深层因素，不同的情志刺激都可导致脏腑活动失常而引发疾病，只有五脏功能运作正常，化生气血津液充足，形神得以充养，才能保持健康。

2.《黄帝内经》养神的方法形式多样，具体可概括为药物针灸、情志梳理、顺时调神、饮食睡眠、祝由术、导引静坐等。其总原则即强调恬惔虚无，精神内守，顺应自然，不妄作劳，日常生活中应做到守神内敛，不使其外耗为准，如此方能起到全神防病效果。养神的价值体现为调控情志、养生防病、神形合一与人生超越。

3.《黄帝内经》养神方法的实践应用重视顺应自然四季变化规律，表现为起居有常、饮食有节、调和情志并辅以动静结合。养神方法可视为一种健康生活方式。本书将《黄帝内经》养神应用部分设定为以抑郁症患者为例的养神生活方式治疗方案，设计了以饮食、睡眠、运动和情志来调整他们的生活方式，并观察是否与其康复有关联的研究。抑郁症的患病与《黄帝内经》论及的五神脏有直接关系，任何一脏所藏之神受损均会引发抑郁症状出现，其康复治疗也可通过生活方式的调整达到目的。

　　4. 应用研究结果显示，第 18 周时试验组的有效率比对照组高。两组 HAMD 和 SDS 4 个时间点的有效率比较表明试验组的有效率优于对照组。试验组在开始的 HAMD 平均值（25.12）经过 18 周的治疗后大幅下降（6.84）。随着时间增加，试验组和正常组的差异也逐渐缩小。结果表明《黄帝内经》养神理论指导下的生活方式在改善抑郁症的疗效中具有明显优势，对于今后情志类疾病的治疗具有指导意义。

　　本书借助古今文献对《黄帝内经》养神理论和方法进行了较为系统的发掘、整理和分析，对养神理论的意义、实践价值做了深入解读，阐发了从《黄帝内经》养神生活方式的视角来看待、治疗疾病的认识，突出显现了《黄帝内经》之神的本体特征。这种养神理论的价值不仅在于其文献价值，更在于它的实践意义。应用部分从《黄帝内经》养神以抑郁症治疗为例的角度，通过对养神生活方式如何改变抑郁症患者生活方式进行研究，揭示了《黄帝内经》养神理论的突出价值。这些不仅是现有研究成果的补充，还有望成为推进和启发抑郁症等心理精神类疾病中国化研究的一条途径，也有助于中医学临床方面的发展。未来可以预见对以抑郁症为代表的情志、心理疾病，中医会承担更多的治疗职责，更好地表达现实意义。

附

录

| 附录一 | 生活方式调查问卷

亲爱的朋友，您好！

　　我们现在要做一个针对抑郁症患者生活方式的调查，其目的在于了解过去两年抑郁症患者的真实生活方式，以及这些生活方式与抑郁症之间的影响关联。我们应用科学方法选取了包括您在内的 100 名被调查者参与问卷调查。

　　调查问卷将由您自己填写，请您在与自己相符的答题处划"√"。如果某个问题您不能肯定回答，就请选择最接近您真实感觉的那个答案。我们将对您的个人资料严格保密，并会严格保护您的隐私，您也可以选择匿名的方式来填写问卷。非常感谢您能参与我们的研究工作！

一、基本情况

1. 您的性别？

A. 男　　B. 女

2. 您的年龄？

A.15～25岁　　B.26～35岁　　C.36～50岁　　D.50岁以上

3. 出生日期：

□□□□年□□月□□日

4. 您的婚姻状况？

A. 未婚　　B. 已婚　　C. 丧偶　　D. 离异

5. 您的文化程度？

A. 小学及小学以下　　B. 初中职高　　C. 中专　　D. 本科以上

在过去的 3 个月中，您的下列情况如何：

二、饮食

6. 您每天按时、规律进食三餐吗？

A. 是的　　B. 从不　　C. 偶尔　　D. 一直坚持，偶尔不规律

7. 您的饮食以哪类食物为主？

A. 喜爱肥甘厚腻　　B. 清淡饮食　　C. 纯素食　　D. 荤素搭配

8. 您晚餐只吃七分饱吗？

A. 从不　　B. 很少　　C. 有时　　D. 经常　　E. 总是

9. 您喜欢吃雪糕、冷饮等冰冻的食物吗？

A. 从不　　B. 很少　　C. 有时　　D. 经常　　E. 总是

10. 您暴饮暴食吗？

A. 从不　B. 很少　C. 有时　D. 经常　E. 总是

11. 您常根据自己的身体状况选择适宜的食物吗？

A. 从不　B. 很少　C. 有时　D. 经常　E. 总是

三、睡眠

12. 您通常几点上床睡觉？

A. 22 点以前　B. 22 ～ 23 点　C. 23 ～ 24 点

D. 24 点之后

13. 您一般是春夏季节晚睡早起，秋冬季节晚睡晚起吗？

A. 从不　B. 很少　C. 有时　D. 经常　E. 总是

14. 您有规律的午休吗？

A. 从不　B. 很少　C. 有时　D. 经常　E. 总是

15. 您晚上睡觉会在半夜醒来吗？

A. 从不会　B. 偶尔　C. 经常　D. 一晚好几次

16. 您每天的睡眠时间有多久？

A. 大于 10 小时　B. 7 ～ 9 小时　C. 5 ～ 7 小时

D. 小于 5 小时

17. 您早上一般几点起床？

A. 10 点以后　B. 8 ～ 10 点　C. 7 ～ 8 点　D. 6 点之前

四、情志

18. 您对自身欲望的评估如何？

A. 欲望很重　B. 清心寡欲　C. 欲望一般

19. 您的情绪状态如何?

A. 经常发脾气　B. 偶尔发怒　C. 心情较为平和

20. 您会谅解他人，顾及他人感受吗?

A. 从不　B. 很少　C. 有时　D. 经常　E. 总是

21. 您会通过协商和宽容来处理与他人之间的冲突吗?

A. 从不　B. 很少　C. 有时　D. 经常　E. 总是

22. 当有负面的情绪时，您会及时进行调整吗?

A. 从不　B. 很少　C. 有时　D. 经常　E. 总是

23. 您平常情绪容易波动吗?

A. 从不　B. 很少　C. 有时　D. 经常　E. 总是

五、运动

24. 吃完饭后您一般会做什么?

A. 慢走　B. 静坐　C. 站立　D. 躺下

25. 您每天走路距离多少?

A.1 千米以下　B.1～2 千米　C.2～5 千米　D.5 千米以上

26. 您每天花在运动上的时间有多久?

A.1 个小时以下　B.1 个小时以上　C. 不运动

27. 您每天的工作时间有多久?

A.5 小时以下　B.5～8 小时　C.8～10 小时　D.10 小时以上

28. 您每天看电脑或手机的时间有多久?

A.1 小时以下　B.1～3 小时　C.3～5 小时　D.5 小时以上

29. 您每周运动多少次?

A. 每周 0 次　B. 每周 1 次　C. 每周 2～5 次　D. 每周 5 次以上

附录二 汉密尔顿抑郁量表
(Hamilton Depression Scale, HAMD)

附表1　汉密尔顿抑郁量表（HAMD）

项目	分值
1. 抑郁情绪 0分 = 没有 1分 = 只在问到时才诉述 2分 = 在访谈中自发地表达 3分 = 不用言语也可以从表情、姿势、声音或欲哭中流露出这种情绪 4分 = 患者的自发言语和非语言表达几乎完全表现为这种情绪	—
2. 有罪感 0分 = 没有 1分 = 责备自己，感到自己已连累他人 2分 = 认为自己犯了罪，或反复思考以往的过失和错误 3分 = 认为目前的疾病，是对自己错误的惩罚，或有罪恶妄想 4分 = 罪恶妄想伴有指责或威胁性幻觉	—
3. 自杀 0分 = 没有 1分 = 觉得活着没有意义 2分 = 希望自己已经死去，或常想到与死有关的事 3分 = 消极观念自杀念头 4分 = 有严重自杀行为	—

项目	分值
4. 入睡困难（初段失眠） 0 分 = 没有 1 分 = 主诉有入睡困难，上床半小时后仍不能入睡（要注意平时患者入睡的时间） 2 分 = 主诉每晚均有入睡困难	—
5. 睡眠不深（中段失眠） 0 分 = 没有 1 分 = 睡眠浅，多噩梦 2 分 = 半夜（晚 12 点钟以前）曾醒来（不包括上厕所）	—
6. 早醒（末段失眠） 0 分 = 没有 1 分 = 有早醒，比平时早醒 1 小时，但能重新入睡，应排除平时习惯 2 分 = 早醒后无法重新入睡	—
7. 工作和兴趣 0 分 = 没有 1 分 = 提问时才诉述 2 分 = 自发地直接或间接表达对活动（工作或学习）失去兴趣，如感到没精打采，犹豫不决，不能坚持或需强迫自己去工作或活动 3 分 = 活动时间减少或成效下降，住院患者每天参加病房劳动或娱乐不满 3 小时 4 分 = 因目前的疾病而停止工作，住院患者不参加任何活动或者没有他人帮助便不能完成病室日常事务（注意不能凡住院患者就打 4 分）	—

项目	分值
8.阻滞（指思维和言语缓慢，注意力难以集中，主动性减退） 0分＝没有 1分＝精神检查中发现轻度阻滞 2分＝精神检查中发现明显阻滞 3分＝精神检查进行困难 4分＝完全不能回答问题，木僵	—
9.激越 0分＝没有 1分＝检查时有些心神不定 2分＝明显心神不定或小动作多 3分＝不能静坐，检查中曾起立 4分＝搓手、咬手指、扯头发、咬嘴唇	—
10.精神性焦虑 0分＝没有 1分＝问及时诉述 2分＝自发地表达 3分＝表情和言谈流露出明显忧虑 4分＝明显惊恐	—
11.躯体性焦虑（指焦虑的生理症状，包括口干、腹胀、腹泻、呃逆、腹绞痛、心悸、头痛、过度换气和叹气，以及尿频和出汗） 0分＝没有 1分＝轻度 2分＝中度，有肯定的上述症状 3分＝重度，上述症状严重，影响生活或需要处理 4分＝严重影响生活和活动	—

项目	分值
12. 胃肠道症状 0 分 = 没有 1 分 = 食欲减退，但不需要他人鼓励便自行进食 2 分 = 进食需要他人催促或请求和需要应用泻药或助消化药	—
13. 全身症状 0 分 = 没有 1 分 = 四肢、背部或颈部沉重感，背痛、头痛、肌肉疼痛、全身乏力或疲倦 2 分 = 症状明显	—
14. 性症状（指性欲减退、月经紊乱等） 0 分 = 没有 1 分 = 轻度 2 分 = 重度 3 分 = 不能肯定，或该项对被评者不适合（不计入总分）	—
15. 疑病 0 分 = 没有 1 分 = 对身体过分关注 2 分 = 反复考虑健康问题 3 分 = 有疑病妄想 4 分 = 伴幻觉的疑病妄想	—
16. 体重减轻（按病史评定） 0 分 = 没有 1 分 = 患者述可能有体重减轻 2 分 = 肯定体重减轻 按体重记录评定：①一周内体重减轻超过 0.5 千克；②一周内体重减轻超过 1 千克	—

项目	分值
17. 自知力 0 分 = 知道自己有病，表现为抑郁 1 分 = 知道自己有病，但归咎为伙食太差、环境问题、工作过忙、病毒感染或需要休息 2 分 = 完全否认有病	—
18. 日夜变化（如果症状在早晨或傍晚加重，先指出哪一种，然后按其变化程度评分） 0 分 = 早晚情绪无区别 1 分 = 早晨或傍晚轻度加重 2 分 = 早晨或傍晚严重	—
19. 人格解体或现实解体（指非真实感或虚无妄想） 0 分 = 没有 1 分 = 问及时才诉述 2 分 = 自然诉述 3 分 = 有虚无妄想 4 分 = 伴幻觉的虚无妄想	—
20. 偏执症状 0 分 = 没有 1 分 = 有猜疑 2 分 = 有牵连观念 3 分 = 有关系妄想或被害妄想 4 分 = 伴有幻觉的关系妄想或被害妄想	—
21. 强迫症状（指强迫思维和强迫行为） 0 分 = 没有 1 分 = 问及时才诉述 2 分 = 自发诉述	—

养神理论与防治抑郁应用探究

黄帝内经

174

项目	分值
22. 能力减退感 0 分 = 没有 1 分 = 仅于提问时方引出主观体验 2 分 = 患者主动表示有能力减退感 3 分 = 需鼓励、指导和安慰才能完成病室日常事务或个人卫生 4 分 = 穿衣、梳洗、进食、铺床或个人卫生均需他人协助	—
23. 绝望感 0 分 = 没有 1 分 = 有时怀疑情况是否会好转，但解释后能接受 2 分 = 持续感到没有希望，但解释后能接受 3 分 = 对未来感到灰心、悲观和失望，解释后不能解除 4 分 = 自动地反复诉述"我的病好不了啦"，或诸如此类的情况	—
24. 自卑感 0 分 = 没有 1 分 = 仅在询问时诉述有不如他人的自卑感 2 分 = 自动地诉述有自卑感 3 分 = 患者主动诉述自己一无是处或低人一等 4 分 = 自卑感达妄想的程度，如"我是废物"等类似情况	—

得分：_____。

总分 ≤ 5 分：正常人；总分 6 ~ 20 分：轻度抑郁症；总分 21 ~ 35 分：中度抑郁症；总分 > 36 分：严重抑郁症。

附录

175

| 附录三 | 抑郁自评量表（SDS）

附表 2　抑郁自评量表（SDS）

题目	选项			
	偶尔	有时	经常	持续
1. 我觉得闷闷不乐，情绪低沉				
2. 我觉得一天之中早晨最好				
3. 我一阵阵地哭出来或是想哭				
4. 我晚上睡眠不好				
5. 我的胃口跟以前一样				
6. 我跟异性交往时像以前一样开心				
7. 我发现自己体重下降				
8. 我有便秘的烦恼				
9. 我的心跳比平时快				
10. 我无缘无故感到疲劳				
11. 我的头脑像往常一样清楚				
12. 我觉得经常做的事情并没有困难				
13. 我感到不安，心情难以平静				
14. 我对未来抱有希望				

题目	选项			
	偶尔	有时	经常	持续
15. 我比以前更容易生气激动				
16. 我觉得决定什么事很容易				
17. 我觉得自己是个有用的人，有人需要我				
18. 我的生活过得很有意思				
19. 假如我死了别人会过得更好				
20. 平常感兴趣的事情我照样感兴趣				

注意事项：请仔细阅读每一条，把题目的意思看明白，然后按照自己最近一周以来的实际情况，在适当的方格里划"√"。①"偶尔"表示出现类似情况的频率少于1天或没有出现；②"有时"表示至少2～3天会出现类似情况；③"经常"表示至少4～5天会出现类似情况；④"持续"表示几乎每天都会出现类似情况。

计分：正向计分题偶尔、有时、经常、持续分别按1、2、3、4计分；反向计分题分别按4、3、2、1计分。反向计分题号：2、5、6、11、12、14、16、17、18、20。总分乘以1.25取整数，即得标准分（中国常模）。SDS标准分的分界值为53分，低于53分属正常群体，53～62分为轻度抑郁，63～72分为中度抑郁，73分及73分以上为重度抑郁。

【HAMD、SDS 量表评定注意事项】

　　表格由评定对象自行填写，在自评者评定以前，一定要让他把整个量表的填写方法及每条问题的含义都弄明白，然后做出独立的、不受任何人影响的自我评定。如果自评者的文化程度较低，不能理解或看不懂问题的内容，可由工作人员念给他听，逐条念，让自评者独自做出判断。一次评定可在 10 分钟内填完。评定时间范围为过去一周。评定结束时，工作人员应仔细检查一下自评结果，应提醒自评者不要漏评某一项，也不要出现重复评定。

1.双手托天理三焦

自然站立，两足平开，与肩同宽，含胸收腹，腰脊放松。正头平视，口齿轻闭，宁神调息，气沉丹田。双手自体侧缓缓举至头顶，转掌心向上，用力向上托举，足跟亦随双手的托举而起落。托举6次后，双手转掌心朝下，沿体前缓缓按至小腹，还原。

2.左右开弓似射雕

自然站立，左脚向左侧横开一步，身体下蹲呈骑马步，双手虚握于两髋之外侧，随后自胸前向上划弧提于与乳平高处。右手向右拉至与右乳平高，与乳距约两拳许，意如拉紧弓弦，开弓如满月；左手捏箭诀，向左侧伸出，顺势转头向左，视线通过左手食指凝视远方，意如弓箭在手，伺机而射。稍作停顿后，随即将身体上起，顺势将两手向下划弧收回胸前，并同时收回左腿，还原成自然站立。此为左式，右式反之。左右调换练习6次。

3.调理脾胃须单举

自然站立，左手缓缓自体侧上举至头，翻转掌心向上，并向左外方用力举托，同时右手下按，力达两掌根，舒胸展体，拔长左腰体；松腰沉髋，身体重心缓慢下落；左臂屈肘外旋，左掌经面前落于腹前。举按数次后，左手沿体前缓缓下落，还原至体侧。右手举按动作同左手，唯方向相反。

4.五劳七伤向后瞧

自然站立，双脚与肩同宽，双手自然下垂，宁神调息，气沉丹田。头向左后转，两眼目视左后方，稍停顿后，缓缓转正，再缓缓转向右侧，目视右后方稍作停顿，转正。如此6次。

5.摇头摆尾去心火

两足横开，双膝下蹲，呈马步或仆步。上体正下，稍向前探，两目平视，双手反按在膝盖上，双肘外撑。以腰为轴，头脊要正，将躯干划弧摇转至左前方，左臂弯曲，右臂绷直，肘臂外撑，臀部向右下方撑劲，目视右足尖；稍停顿后，随即向相反方向，划弧摇至右前方。反复6次。

6.两手攀足固肾腰

松静站立，两足平开，与肩同宽。两臂平举自体侧缓缓抬起至头顶上方转掌心朝上，向上做托举。稍停顿，两腿绷直，以腰为轴，身体前俯，双手顺势攀足，稍作停顿，将身体缓缓直起，双手顺势起于头顶之上，两臂伸直，掌心向前，再自身体两侧缓缓下落于体侧。

养神理论与防治抑郁应用探究

黄帝内经

7.攒拳怒目增气力

两足横开，两膝下蹲，呈马步。双手握拳，拳眼向下。顺势头稍向左转，两眼通过左拳凝视远方，右拳同时后拉。与左拳出击形成一种"争力"。随后，收回左拳，击出右拳，要领同前。反复 6 次。

8.背后七颠百病消

两足并拢，两腿直立，身体放松，两手臂自然下垂，手指并拢，掌指向前。随后双手平掌下按，顺势将两脚跟向上提起，稍作停顿，将两脚跟下落着地。反复练习 6 次。

欧文·亚隆团体心理治疗法

团体心理治疗一般由 1～2 名心理治疗师主持，治疗对象可由 8～15 名具有相同或不同问题的成员组成。治疗以聚会的方式出现，可每周 1～2 次，每次 1.5～2 小时，治疗次数可视患者的具体问题和具体情况而定。在治疗期间，团体成员就大家所共同关心的问题进行讨论，观察和分析有关自己和他人的心理与行为反应、情感体验和人际关系，从而使自己的行为得以改善。团体成员会意识到，自己不是孤独的，还有很多人也同样地承受着痛苦并需要帮助；团体成员在倾听和理解他人的同时，可以找到应对问题的资源和方法。

1. 小组成员排除标准

精神病、自杀倾向、严重暴力倾向、严重社会适应问题、严重退行行为方式、个人心理防御机制极其显著、药物依赖、无法认同团体治疗设置者、智力低下、严重躯体疾病患者。

2. 具体治疗过程和方法

对象：心理咨询者 8 人。材料：手机，并联网开通线上会议室。

（1）创始阶段：特征是团体结构松散，人际沟通表面化，成员有多种情绪体验。领导者任务：建立信任感，明确目标（团体、个人），制定团体契约。具体过程见附表 3～附表 5。

附表 3　缘聚你我

目的	①建立个人对他人的兴趣 ②鼓励个人参与团体活动 ③使成员相互接触，体验人与人之间的坦诚、亲密和信任
时间	30 分钟
操作程序	澄清目的：先让成员在房间内自由漫步，见到其他成员，微笑着握手。给一定的时间让成员自然相遇，鼓励成员尽可能多地与其他人握手。当领导者说"停"，每个成员面对或正在握手的人就成了朋友，两人一组，各自做自我介绍的内容：姓名、性格特点、兴趣爱好、专业等，让对方了解关于自己的资料，每人 3 分钟。当对方自我介绍时，倾听者要全身心地投入，通过语言与非语言的观察，尽可能多地了解对方

附表 4　喜相逢

目的	扩大交往圈子，引发个人参与团体的兴趣
时间	10 分钟
操作程序	刚才自我介绍的两人合为一组，一起找下一对朋友，形成 4 人一组。每位成员将自己刚才认识的朋友向另外 2 位新朋友介绍，每人 2～3 分钟 两个 4 人小组合并，8 人围圈而坐，从其中一人开始，每人用一句话介绍自己。一句话中必须包含 3 个内容：姓名、专业、自己与众不同的特征。规则：当第 1 个人说完后，第 2 个人必须从第 1 个人开始讲起，第 3 个人一直到第 8 个人都必须从第 1 个人开始讲起 举例： 第 1 个人小梅说："我叫小梅，来自生物技术专业，特征是爱讲笑话。" 第 2 人叫光头，他的介绍应该是："我是坐在生物技术专业、爱讲笑话的小梅旁边的光头，来自口腔专业，特征是爱玩游戏。"

附表 5　组员心身

目的	探索并交流组员对团体的看法、期待，引导真诚沟通
时间	30 分钟
准备	每人准备 1 张写有未完成句子的纸、1 支笔
操作程序	请大家认真思考后填写纸上未完成的句子，要求每个成员独立完成
	每个成员在团体内向别人讲述自己对团体的看法、期待

（2）过渡阶段：特征是矛盾冲突与控制，挑战团体领导者，表现出抗拒，成员焦虑与防卫。领导者任务：协助团体建立自我表达的模式，提供鼓励和挑战。具体过程见附表 6。

附表 6　信任之旅（盲行）

目的	通过助人与受助的体验，增加对他人的信任与接纳
时间	60 分钟
准备	眼罩
操作程序	成员 2 人一组，一位戴上眼罩扮成"盲人"，一位做帮助"盲人"的"拐杖"。"盲人"蒙上眼睛，原地转 3 圈，暂时失去方向感，然后在"拐杖"的帮助下，沿着领导者选定的路线行走。其间不能讲话，只能用动作帮助"盲人"体验各种感觉和行走
	活动结束后，两人坐下交流当"盲人"与帮助别人的感觉，并在团体内交流。交流讨论集中在以下几方面：对于"盲人"，你看不见后是什么感觉？使你想起什么？你对你伙伴的帮助是否满意，为什么？你对自己和他人有什么新发现？对于助人者，你怎样理解你的伙伴？你是怎样想方设法帮助她的？这使你想起了什么
	互换角色，再来一遍，并相互交流

（3）成熟阶段：特征是凝聚力很强，包括了团体对成员的吸

引程度、归属感、包容和团结，是团体成功的必要条件，为团体提供向前发展的动力。领导者任务：深入探讨个人问题和学习有效行为，以促成理想行为的达成。具体过程见附表 7～附表 8。

附表 7　生命线

目的	对过去的我、现在的我、未来的我做出评估和展望
时间	60 分钟
准备	纸、笔
操作程序	①请每位成员在生命线上标出你现在的位置（写下今天的日期与年龄），预测自己死亡年龄 ②闭上眼睛静静回想一下过去影响你最大或令你最难忘的 3 件事情，列出今后最想做的 3 件事或最想实现的 3 个目标 ③填写好之后，大家一起分享交流。每个人都拿出自己的生命线给其他人看，边展示边说明，注意自己与他人内心的反应

附表 8　人生价值清单

目的	澄清工作价值观，并帮助成员整理出最想从事的工作及未来可能的生活形态
时间	60 分钟
准备	纸、笔
操作程序	发给成员"拍卖项目单" 说明规则：每个成员手上有 10 万元，每件东西最低价位 1000 元，每次加价不得低于 1000 元 填写"拍卖项目单"中的"顺序"和"预估价" 选出拍卖人，开始一项一项竞拍，每项重复 3 次成交 竞拍结束后，讨论： 从"拍卖成交价"最高的项目开始讨论，请得标的成员分享为何要这项 请其他与这位一同竞标的团体成员说明他们看中此项价值的原因，并说明竞标失败后的心情 依照上述方式，讨论拍卖成交价第二的项目，以此类推 针对没有售出去的项目请团体成员讨论为何没看中 就个人所重视的价值，谈论对你的职业选择有何影响

（4）结束阶段：领导者任务是使成员能够面对即将分离的事实，协助成员整理归纳在团体中学到的东西，鼓励信心，巩固团体成员的获得，并将所学应用于日常生活中，使改变与成长继续。具体过程见附表9。

附表9　真情告白

目的	了解成员在团体过程后的进步与改善，讨论成果与彼此反馈
时间	60分钟
准备	纸、笔、大头针
操作程序	团体围圈而坐，由一位成员当主角，大家讨论对他现在的印象及刚参加团体时有何不同，看看他参加团体后改变了什么？然后请他自己说说感受。接着再换另一位成员。以此类推，对每位成员进行反馈
	结束时每人发一张纸，别在背后
	请成员每人在背后写上一句祝福的话或建议
	写完之后，取下并仔细阅读
	分享读后的感想，感谢成员的真诚和祝福，并珍藏这份礼物

【注意事项】

1. 预习要求

查阅有关团体心理治疗的原理及操作方法。

2. 操作要点

（1）参加团体治疗的条件：有动机、想改变，准备好要做改变；对团体治疗有信心，愿意参加治疗；有足够的心理成熟度，能反思自己、关注他人，能耐受治疗过程中暂时的不如意。

（2）技术要点：倾听、提问、鼓励、释义、情感反应、具体化、面质、解释、自我开放。

（3）保密、知情同意原则。

（4）尊重、热情、真诚、共情、积极关注原则。

（5）治疗前、治疗过程中与治疗结束后，由观察者填写记录，患者自填症状变化量表，这样可做出对比，确定有无疗效。

参考文献

[1] 董娅.《内经》中神的九种含义 [J]. 贵阳中医学院学报，1996（1）：58.

[2] 孙广仁，郑洪新. 中医基础理论 [M]. 北京：中国中医药出版社，2012.

[3] 孙广仁. 脏腑精气阴阳的概念及其逻辑关系 [J]. 中华中医药学刊，2008（10）：2099-2101.

[4] 张登本. 诠释心之窍与心藏神 [J]. 河南中医，2005（1）：11-12.

[5] 李永春. 浅论"神不使"[J]. 中华中医药学刊，2007（08）：1712-1714.

[6] 朴顺天. 心神理论研究 [D]. 北京：北京中医药大学，2002.

[7] 于晓强.《黄帝内经》"神"理论发生学研究 [D]. 济南：山东中医药大学，2012.

[8] 朱钰叶，张喜德，张登本. 解读《内经》之神 [J]. 陕西中医学院学报，2007（6）：17-18.

[9] 潘大为.《内经》形神理论的多重结构 [D]. 广州：广州中医药大学，2008.

[10] 于红. 先秦道家和《黄帝内经》中"神"范畴的研究 [D]. 北京：北京中医药大学，2004.

[11] 李顺连. 论《周易》中的神概念 [J]. 中南民族大学学报（人文社会科学版），2003（5）：66-70.

[12] 云玉芬.《黄帝内经》中心的形气神研究 [D]. 北京：北京中医药大学，2007.

[13] 尉万春，张其成. 新安医学养生观研究 [J]. 安徽中医药大学学报，2019，38（5）：6-8.

[14] 王洪图 . 内经学 [M]. 北京：中国中医药出版社，2004.

[15] 靳宇智 . 基于近现代中医基础理论类教材的五脏学说建构史研究 [D]. 北京：北京中医药大学，2014.

[16] 柴洋 .《黄帝内经》精神养生考源 [D]. 沈阳：辽宁中医药大学，2008.

[17] 林哲民 . 调神于养生机理之探讨 [D]. 北京：北京中医药大学，2006.

[18] 任海燕 .《内经》中"神"的内涵及应用研究 [D]. 济南：山东中医药大学，2016.

[19] 陈敬文 .《内经》针刺重神理论研究 [D]. 北京：北京中医药大学，2019.

[20] 衣春光，张守琳 .《内经》因人养神刍议 [J]. 长春中医学院学报，2003（4）：5.

[21] 胡真 . 先秦思想与中医养生理论相关性研究 [D]. 武汉：湖北中医学院，2008.

[22] 罗卫芳 . 论养神的途径与顺时养神 [J]. 中国中医基础医学杂志，2008（6）：410–412.

[23] 程国强 .《黄帝内经》形神观研究 [D]. 成都：中共四川省委党校，2019.

[24] 段鲜红，孟丹《黄帝内经太素》中的"治神"与"养神"[J]. 中国针灸，2002（10）：67–68.

[25] 张贵平 .《黄帝内经》"治未病"重"调神"思想的研究 [D]. 郑州：河南中医药大学，2016.

[26] 和中浚，汪剑 . 从《内经》与道家"静以养神"的关系看

中医养生特色 [J]. 中华中医药学刊，2009，27（6）：1143–1145.

[27] 陈野. 浅谈《内经》与养生 [J]. 云南中医中药杂志，2004（4）：55–56.

[28] 张其成. 中医学生命模型的特征和意义 [J]. 河北学刊，2007（3）：29–33.

[29] 靳月华. 论《内经》养生学中的形神统一观 [J]. 卫生职业教育，2006（18）：153–154.

[30] 冯珠娣，张其成. 万物·生命：当代北京的养生 [M]. 北京：生活·读书·新知三联书店，2019.

[31] 杨巧芳. 情志内涵探析 [J]. 辽宁中医杂志，2008（9）：1320–1322.

[32] 许丞莹. 基于"形神一体"观的针灸治疗冠心病合并情志病理论研究 [D]. 北京：北京中医药大学，2018.

[33] 张伯华《内经》的心理健康观 [J]. 山东中医杂志，2004（9）：518–520.

[34] 霍磊，魏玲，梁媛. 基于《黄帝内经》五行模式的情志相胜疗法探析 [J]. 中医学报，2016，31（5）：682–685.

[35] 申荷永. 正念禅修在心理治疗和医学领域中的应用 [J]. 心理科学，2009，32（2）：397–398+387.

[36] 陈雪梅. 温胆汤治疗中医神志疾病的分析 [J]. 中医临床研究，2017，9（2）：83–84.

[37] 冯文林. 试论《黄帝内经》中的生活方式对现代行为疗法的启示 [J]. 西部中医药，2018，31（12）：33–34.

[38] 马林，管菲，李海年，等.《黄帝内经》的饮食观念对人类

生活方式与健康的指导意义 [J]. 临床和实验医学杂志，2010，9（3）：186-187.

[39] 周然，柴智，樊慧杰 . 基于中国式健康生活方式的中医科学养生 [J]. 中医杂志，2018，59（13）：1166-1168.

[40]Moehler E，Kangan J，Parzer P，et al．Childhood behavioral inhibition and maternal symptoms of depression[J]. Psychopathology，2007，40（6）：446-452.

[41]Yiend J．Paykel E，Merritt R，et al．Long term outcome of primary care depression[J]．J Affect Disord，2009，118（1-3）：79-86.

[42]Hyde JS，Mezulis AH，Abramson LY. The ABCs of depression：integrating affective，biological and cognitive models to explain the gender difference in depression[J].Psychol Rev，2008，115（2）：291-313.

[43] 胡世文，胡莹《尔雅》释义校笺 [J]. 古汉语研究，2020(03)：21-23.

[44] 陈禹含 .《庄子》"逍遥游" 超越之路研究 [D]. 成都：四川省社会科学院，2019.

[45] 张潇予 . 荀子 "天论" 思想研究 [D]. 兰州：西北师范大学，2017.

[46] 李召刚，韦泽 . 基于尽心思想的孟子尽心思想途径 [J]. 山东农业工程学院学报，2019，36（10）：47-48.

[47] 曹子男 .《易经》词义引申方式研究的当代价值 [J]. 安阳师范学院学报，2021（1）：40-46.

[48] 赵会华 . 医易养生心理学思想研究 [D]. 长春：吉林大学，

2006.

[49] 崔俊波，陈宝贵.《内经》"神"的含义文献研究荟萃 [J]. 辽宁中医杂志，2016，43（2）：432–433.

[50] 王军瑞.浅谈《内经》神之特性 [J]. 国医论坛，2000（4）：47–48.

[51] 张其成.形神一体，天人同源——谈《黄帝内经》中的整体思维 [J]. 现代国企研究，2011（4）：86–89.

[52] 张志聪.黄帝内经集注 [M]. 哈尔滨：黑龙江科学技术出版社，2011.

[53] 周杰，李广钧，杨宝琴.《内经》神病病名、病症名初探 [J]. 北京中医，1993（3）：40–42.

[54] 匡调元.《黄帝内经》的"神本论"研究 [J]. 中华中医药学刊，2016，34（11）：2780–2784.

[55] 崔俊波，陈宝贵.《内经》"神"的含义文献研究荟萃 [J]. 辽宁中医杂志，2016，43（2）：432–433.

[56] 王敏，杨春萍，盛岩松.《黄帝内经》脉诊法探析 [J]. 中国中医基础医学杂志，2007（10）：728–730.

[57] 姜瑞雪，马作峰，王平，等.《黄帝内经》脉诊理论中的时间因素辨析 [J]. 中医杂志，2015，56（6）：455–457.

[58] 张登本.论《黄帝内经》"神"的内涵及其意义 [J]. 中华中医药学刊，2008（8）：1636–1638.

[59] 滕晶.中医五神之"神"要素概述及文献论疏 [J]. 中华中医药学刊，2012，30（9）：1943–1944.

[60] 石翎笙，贺娟.《黄帝内经》"正气"概念内涵辨析 [J]. 北

养神理论与防治抑郁应用探究

黄帝内经

京中医药大学学报，2020，43（6）：469-474.

[61] 肖晶，吴明明 . 浅谈《黄帝内经》正气理论及其在血液病治疗中的应用 [J]. 中国民间疗法，2020，28（12）：18-21.

[62] 夏婧，李洋，王志红 . 从《黄帝内经》禁忌看中医养生之道 [J]. 河南中医，2018，38（6）：821-824.

[63] 曾庆明，商晓明 .《黄帝内经》情志病调摄 [J]. 长春中医药大学学报，2014，30（1）：3-5.

[64] 薛芳芸，周蓉，冯丽梅，等 .《黄帝内经》情志致病原因探析 [J]. 时珍国医国药，2012，23（11）：2848-2849.

[65] 高廷国，韩倩倩，周凌 .《黄帝内经》"神不使"与营卫关系浅析 [J]. 河南中医，2009，29（4）：329-330.

[66] 李建国，王洪琦 . 浅论《内经》"神不使" [J]. 福建中医药，2002（2）：35-36.

[67] 曲淼，唐启盛，孙文军 ."神、魂、魄"理论在精神疾病辨治中的应用 [J]. 北京中医药大学学报，2013，36（7）：437-440.

[68] 段永德，张凤媛 .《黄帝内经养生长寿精粹》[M]. 太原：山西科学技术出版社，2000，18-19.

[69] 黄海波 .《内经》养神思想与传统道德修养 [J]. 中国中医基础医学杂志，2007（11）：869-870.

[70] 翟双庆 . 脏腑与神关系理论的研究 [D]. 北京：北京中医药大学，2000.

[71] 李原 . 论《黄帝内经·四气调神大论》中的中医养生思想 [J]. 中华保健医学杂志，2011，13（6）：515-516.

[72] 段鲜红，孟丹《黄帝内经太素》中的"治神"与"养神"[J].

中国针灸，2002（10）：67-68.

[73] 王琦. 形神一体的形神观 [J]. 中华中医药杂志，2012，27（3）：652-654.

[74] 潘怡宏，丁莉，王平.《黄帝内经》的形神兼养观及其现实指导意义 [J]. 中医杂志，2014，55（5）：361-364.

[75] 陈玉峰. 中医"精""神"一元论 [D]. 沈阳：辽宁中医药大学，2012.

[76] 张其成.《张其成全解黄帝内经》[M]. 北京：华夏出版社，2021.

[77] 韦永红，郭遂，张登本. 从形神合一浅谈养生之道 [J]. 陕西中医，2004（12）：1147-1148.

[78] 徐兴国.《内经》情志病特点及治疗浅析 [J]. 四川中医，1996（2）：16.

[79] 丁世幸. 神志病证治举隅 [J]. 实用中医药杂志，2007（9）：592.

[80] 石跃. 论"知神""治神""守神"在针灸临床中的意义 [J]. 河南中医学院学报，2007（2）：15-16.

[81] 董善京.《黄帝内经》针刺用神浅论 [J]. 河南中医，2017，37（7）：1155-1156.

[82] 徐平. 中医形神观的历史演变 [D]. 北京：北京中医药大学，2016.

[83] 潘桂娟，陈曦.《黄帝内经》之"神"的考察 [J]. 中国中医基础医学杂志，2011，17（1）：3-5.

[84] 张其成. 防治亚健康的圣人之道 [N]. 中国中医药报，2015-08-21（006）.

[85] 郭海，龚婕宁. 对《内经》精气神理论的思考 [J]. 中国中医基础医学杂志，2009，15（5）：327-329.

[86] 陈涛，董湘玉.《黄帝内经》情志疗法初探 [J]. 贵阳中医学院学报，2008（4）：1-2.

[87] 刘洋.《黄帝内经》情志病因研究 [D]. 北京：中国中医科学院，2008.

[88] 魏祎.《黄帝内经》情志养生的思想内涵与应用 [J]. 中西医结合心血管病电子杂志，2017，5（26）：24.

[89] 衣春光，张守琳.《内经》因人养神刍议 [J]. 长春中医学院学报，2003（4）：5.

[90] 周少林，林汉芳. 从《黄帝内经》谈顺应四时养生 [J]. 甘肃中医，2006（12）：1-2.

[91] 孙松辉.《黄帝内经》顺时养生观考释 [J]. 中医药学刊，2003（7）：1133-1154.

[92] 李鸿泓，张其成.《黄帝内经》"应时"思想与先秦道家之渊源 [J]. 西部中医药，2016，29（10）：65-67.

[93] 邓沂.《黄帝内经》饮食养生与食疗药膳探析 [J]. 中国中医基础医学杂志，2003（5）：69-72.

[94] 何绪良.《黄帝内经》饮食养生观 [J]. 中国中医药现代远程教育，2006，4（12）：57-58.

[95] 朱怡园，王庆其. 论《内经》饮食调养 [J]. 医古文知识，2000（1）：23-24.

[96] 苏修辉.《内经》"祝由"疗法 [J]. 临床合理用药杂志，2009，2（23）：28.

[97] 牛淑平.《内经》"祝由"新解 [N]. 中国中医药报，2015-12-02（4）.

[98] 龚婕宁. 张子和巧法治惊证 [J]. 中医药通报，2015，14（5）：72.

[99] 高少才. 论《黄帝内经》的睡眠养生 [J]. 中华中医药杂志，2020，35（03）：1075-1077.

[100] 白钟国.《黄帝内经》睡眠调理机制及应用研究 [D]. 沈阳：辽宁中医药大学，2019.

[101] 田永衍，王庆其.《黄帝内经》睡眠病症治概论 [J]. 中华中医药杂志，2015，30（9）：3239-3241.

[102] 烟建华.《内经》睡眠理论研究 [J]. 辽宁中医杂志，2005（08）：765-767.

[103] 尤福贵. 动以养形 静以养神 [J]. 新湘评论，2013（8）：25.

[104] 魏胜敏. 中国传统导引养生术的方法论特征及其当代价值 [D]. 福州：福建师范大学，2012.

[105] 和中浚，汪剑. 从《内经》与道家"静以养神"的关系看中医养生特色 [J]. 中华中医药学刊，2009，27（6）：1143-1145.

[106] 裴国清.《内经》气功"治未病"思想的学术渊源及其对后世医家的影响 [D]. 广州：广州中医药大学，2009.

[107] 刘焕兰，陈炜.《黄帝内经》导引按跷养生思想与亚健康的防治 [J]. 中华中医药学刊，2010，28（6）：1177-1178.

[108] 彭旭明，张家维.《黄帝内经》中按摩与导引探微 [J]. 按摩与导引，2005（8）：2-3.

[109] 李保国.《内经》导引行气辨真 [J]. 中医药临床杂志，2006（2）：108-109.

[110] 章德林.调息静坐养生历史发展及文献研究 [D].南京：南京中医药大学，2013.

[111] 薛芳芸《黄帝内经》情志致病规律探析 [J].时珍国医国药，2012，23（8）：1998-2000.

[112] 崔廷宝，鞠宝兆.《黄帝内经》情志调治机理探讨 [J].辽宁中医药大学学报，2014，16（7）：165-166.

[113] 薛芳芸.《黄帝内经》情志相胜原理及方法探究 [J].中国中医基础医学杂志，2012，18（11）：1181-1182.

[114] 王汉苗，张其成.《黄帝内经》之涵养道德与养护身体的关系及其启示 [J].武汉理工大学学报（社会科学版），2018，31（6）：132-135.

[115] 孙艳艳.历代医家养生思想源流考 [D].哈尔滨：黑龙江中医药大学，2018.

[116]（明）张介宾.类经图翼［M］.北京：人民卫生出版社.1965，311-312.

[117] 田同良，袁文丽，王流云.论五行针灸治疗精神心理疾病 [J].中华中医药杂志，2017，32（2）：516-518.

[118] 杜捷，姜默琳，江琪.从肝论治抑郁症的中医诊治思路 [J].中国临床医生杂志，2018，46（11）：1261-1264.

[119] 曹凤娇，于化君，袁尚华，等.以形调神在治未病中的应用 [J].中华中医药杂志，2018，33（12）：5421-5423.

[120] 孙松辉.《黄帝内经》养神八法考释 [J].中医药学刊，2001（1）：38-39.

[121] 寇华胜.从《内经》"神"的理论看中医整体恒动观 [J].湖

北中医杂志，1981（4）：39-41+32.

[122] 陈洁瑜，余克强，孙晓敏，等．健康促进生活方式对亚健康状态转化的影响 [J].南方医科大学学报，2017，37（2）：184-191.

[123] 付志华．健康生活方式的传播及其媒介 [J].武汉体育学院学报，2014，48（8）：44-48.

[124] 朱嵘．《亚健康中医临床指南》解读 [J].中国中医药现代远程教育，2009，7（2）：79-80.

[125] 周然，柴智，樊慧杰．基于中国式健康生活方式的中医科学养生 [J].中医杂志，2018，59（13）：1166-1168.

[126] 燕嫱．中国中医科学院名老中医养生研究 [D].北京：北京中医药大学，2010.

[127] 许乐思，陈雨，王梦莎，等．抑郁症的中医临床辨证规律研究 [J].湖北中医药大学学报，2017，19（3）：37-40.

[128] 翁剑斌，陈鹏，刘力红．小议《黄帝内经》中对于生命的认识 [J].陕西中医，2012，33（5）：615-616.

[129] 周媛媛．中医心理治疗新探 [D].南京：南京师范大学，2017.

[130] 李凤兰．中国公众的心理疾病观：内容、结构及测量 [D].武汉：华中师范大学，2015.

[131] 巢元方．诸病源候论 [M].沈阳：辽宁科学技术出版社．1997：67.

[132] 黄庆嘉，吴林，陈炜，等．抑郁症中医病因病机研究概述 [J].四川中医，2017，35（11）：212-214.

[133] 颜德鑫，夏翔．中华养生大全 [M].上海科学技术出版社，

2001，62-63.

[134] 李佳欣，丁子惠，李萍. 浅析张子和情志病论治特色 [J]. 光明中医，2018，33（3）：318-319.

[135] 王达洋，徐筱青，贺娟. 论《黄帝内经》"五脏藏神"理论及其临床意义 [J]. 中医杂志，2017，58（10）：892-894.

[136] 黄攀攀，王平，李浩. 从"心藏神"论《黄帝内经》睡眠理论 [J]. 中华中医药学刊，2010，28（9）：1938-1940.

[137] 杨倩. 中医心理治疗的主要方法及启示 [D]. 南京：南京师范大学，2006.

[138] 毕秀芹. 森田疗法理论渊源探究 [J]. 医学与哲学，2020，41（4）：46-48+52.

[139] 程军，刘卫国. 改良森田疗法辅助抑郁症药物治疗的疗效观察 [J]. 心理月刊，2021，16（2）：35-36.

[140] 王媛媛.《内经》情志相胜法及后世运用研究 [D]. 北京：北京中医药大学，2010.

[141] 仲捷，贾竑晓. 抑郁症与饮食营养 [J]. 中国健康心理学杂志，2014，22（10）：1596-1598.

[142] 陶朔秀. 中华导引术的中医养生学研究 [D]. 上海：上海体育学院，2015.

[143] 赵美，朱林平，李侠，等. 从"不生不化，静之期也"谈《黄帝内经》中的动静关系 [J]. 四川中医，2020，38（1）：15-17.

[144] 贾世敬，张其成. 郑守谦气功养生经验述要 [J]. 中华中医药学：17.

[145] 沈蓓杰.《内经》饮食疗法浅识 [J]. 江苏卫生保健，2003

（6）：47.

[146] 林上助.《内经》对睡眠障碍的认识 [J]. 四川中医，2007（1）：33–35.

[147] 李保国.《内经》导引行气辨真 [J]. 中医药临床杂志，2006（2）：108–109.

[148] 邱赤宏. 欧文·亚隆的存在心理治疗研究 [D]. 长春：吉林大学，2017.

[149] 陆荣."太上养神 其次养形" [J]. 巢湖学院学报，2006（2）：86–90.

[150] 刘燕平. 略论养神为养生之首务 [J]. 广西中药，1991（5）：227–229.

[151] 邱鸿钟. 论调神与治未病的关系 [J]. 新中医，2010，42（8）：6–7.

[152] 张树剑，赵京生. 古代"神"的观念与《内经》"神"相关概念的关系探讨 [J]. 中国中医基础医学杂志，2010，16（3）：182–183+185.

[153] 张其成.《黄帝内经》的生命智慧 [N]. 学习时报，2020–06–19（6）

跋

衷心感谢我的导师张其成教授的悉心关怀与严谨指导，从本书主题的选定到本书写作的指导，老师尽心给本书提供的思路与宝贵意见，让我感激不尽。他渊博的学识、严谨的治学态度、精益求精的工作作风、待人真诚的处事风格，深深地影响着我，无论是学习上还是生活中都给予我莫大的帮助，培养我各方面的能力。这些都令我深为感激，在此谨向恩师致以最衷心的感谢！

感谢所有指导我的专家和教授：李良松教授、段晓华教授、张瑞贤教授、万芳教授、曾凤教授、申荷永教授、楼宇烈教授。感谢他们在本书写作过程中为我提供的宝贵意见与无私的帮助。老师们给予我亲切的关怀和帮助，令我终生难忘，在此致以最诚挚的感谢！另外，我的师兄熊益亮，同门王群、乔宝华、李志莹等也在学业、生活上热忱帮助我，在此深表感谢！

多年来，我的父母给予了我莫大的支持，无论是经济上的支持，还是思想上的引导，每当我遇到困难的时候，他们始终是我最坚强的后盾，也是最温暖的"避风港"。在此致以最衷心的感谢！

张延丞

2023 年 10 月